神经外科

专科护士实用手册

主　编　吴玉燕　郑　敏　赵彬芳　蒋　玮
副主编　王丽娜　曹娅妮　王雪娇
　　　　陈德凤　王线妮　田宝娟

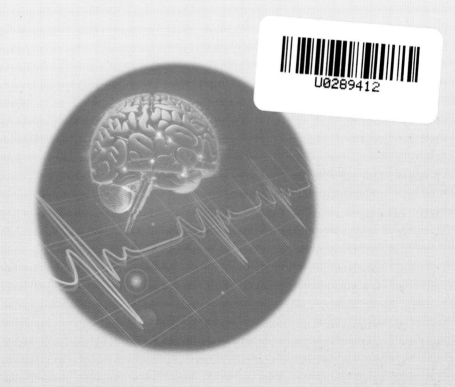

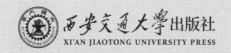

西安交通大学出版社
XI'AN JIAOTONG UNIVERSITY PRESS

图书在版编目（CIP）数据

神经外科专科护士实用手册/吴玉燕等主编. —西安：
西安交通大学出版社，2024.5
ISBN 978 - 7 - 5693 - 3668 - 9

Ⅰ．①神… Ⅱ．①吴… Ⅲ．①神经外科学 - 护理
学 - 手册 Ⅳ．①R473.6 - 62

中国国家版本馆 CIP 数据核字（2024）第 021455 号

Shenjing Waike Zhuanke Hushi Shiyong Shouce

书　　名	神经外科专科护士实用手册
主　　编	吴玉燕　郑　敏　赵彬芳　蒋　玮
责任编辑	李　晶
责任校对	秦金霞
封面设计	任加盟

出版发行	西安交通大学出版社
	（西安市兴庆南路 1 号　邮政编码 710048）
网　　址	http://www.xjtupress.com
电　　话	（029）82668357　82667874（市场营销中心）
	（029）82668315（总编办）
传　　真	（029）82668280
印　　刷	西安金鼎包装设计制作印务有限公司

开　　本	787mm×1092mm　1/16　印张　8.5　字数　179 千字
版次印次	2024 年 5 月第 1 版　　2024 年 5 月第 1 次印刷
书　　号	ISBN 978 - 7 - 5693 - 3668 - 9
定　　价	56.00 元

如发现印装质量问题，请与本社市场营销中心联系。
订购热线：（029）82665248　（029）82667874
投稿热线：（029）82668226

编 委 会

序

21 世纪是生命科学的世纪，神经外科学是现代生命科学中最重要和最活跃的领域之一，与分子生物学、化学、免疫学、胚胎发育学、遗传学、病理学、药理学、影像学、流行病学等学科的发展相互交叉、相互渗透，形成相应的神经科学分支。基于神经系统解剖生理的复杂性、临床护理和病情观察技能的特殊性，神经外科护理成为大外科体系中一门专业性较强的临床实践专科。

医疗、护理息息相关，随着医学发展，神经外科护理学相继发展。神经外科护理学涉及脑血管病、癫痫、功能性脑疾病、颅内肿瘤、脊髓病变、专科手术室、危重症患者、临床护理管理等多个方面，微创、显微技术及各亚专业的蓬勃发展，要求神经外科护理人员快速掌握相关专业知识，促进学科发展。

空军军医大学第二附属医院神经外科为国家级重点学科、国家"211 工程"重点建设学科、全军功能神经外科研究所、全军微创神经外科中心、国家神经介入微创治疗培训中心、博士后流动站、全军重点实验室、中国医师协会住院医师规范化培训基地、国家"973"计划首席科学家及国家教育部创新团队单位，同时也是全军神经外科临床护理示范基地和陕西省神经外科专科护士培训基地。

临床护理工作者在脑血管疾病的手术和介入治疗，功能性脑疾病、颅内肿瘤等方面的临床护理工作中，积极总结临床经验，学习并借鉴国内外护理新技术、新业务，编写了这本《神经外科专科护士实用手册》，紧扣神经系统疾病的护理及管理，融合前沿热点及信息，以便更好地指导临床护理工作，共同擘画神经外科护理发展的新蓝图！

《神经外科专科护士实用手册》将先进的诊疗技术和护理理念与护理同道进行分享，在专科理论知识和临床实践的"教"与"学"中，进一步提高神经外科护士的学术能力和专业能力，将为神经外科临床护理、教学提供重要的参考资料，使临床监测更加科学化、系统化、规范化。

侯 芳

陕西省护理学会神经脑病专委会名誉主任委员

前　言

随着医疗技术的进步和发展，临床护理也处于不断探索、更新与发展的过程，但目前的学科设计中关于神经外科专科护理及管理的相关知识涉及较少，而现有相关书籍大多偏向医疗，关于护理方面的内容介绍很少。为了更好地促进神经外科专科护士的培养与发展，满足神经外科医疗和护理的发展需求，以便更好地服务于患者，空军军医大学第二附属医院神经外科于2013年成功申报了全军神经外科临床护理示范基地，并在2014—2023年期间圆满完成了11期共500余名学员的培训任务，在总结专科护士培训经验的基础上，紧密结合神经外科临床实际，学习并借鉴国内外护理新技术、新业务，形成了一套规范完整的神经外科疾病护理体系，并组织全军数位专家、教授及临床护理骨干编写了本书。

本书共六章，全面围绕神经外科护理特点，主要介绍了神经外科常见疾病介绍及诊疗特点、神经系统解剖、病理生理基础及实验室检查、影像检查、常见设备监测与维护、常见问题的防范与处置，并注重神经外科新技术、新业务及各亚专业前沿发展知识技能的补充与完善，便于学习和应用。通过查阅最新文献，融入创新理念，分享神经外科护理文书书写规范、常用评估量表、经典案例，促进临床监测更加科学化、系统化、规范化。

本书可作为神经外科临床护理工作者的参考用书。阅读本书，不仅可以学习先进的护理技术，还可以开阔视野、更新护理理念、掌握前沿资讯，为不断提升护士业务水平、促进神经外科护理事业的发展做出更大贡献。由于护理技术不断更新和完善，限于现有知识和经验，书中难免有缺陷、疏漏、不妥之处，敬请各位读者不吝指教，以利于日后持续改进。

编委会

2023 年 10 月

目 录

第一章

概 论

第一节 神经外科学概论

　　神经外科学是临床医学的一门分支学科，是在外科学以手术为主要治疗手段的基础上，应用独特的神经外科学研究方法研究神经系统疾病病因、病理、发病机制、临床表现、诊断、治疗、预后和预防的临床医学学科。神经系统疾病的诊断和防治在早期曾为内科学中的一个重要组成部分，由于近代医学的发展及其本身的特殊性，现在已从内科学中派生出来，成为专业性和系统性较强、相对独立、与内科学并列的医学二级学科。

　　国际神经外科从初创至今，历经100多年沧桑岁月，以手术操作发展历程划分，其发展大致可以分成以下几个时期：大体神经外科时期、显微神经外科时期和微创神经外科时期。这三个发展时期是国际神经外科承前启后、紧密联系、逐步深化和提高的三个时期。

　　当今众多的神经系统疾病中，有些是可以治愈的，如多数炎症、营养缺乏性疾病和良性肿瘤等；有些虽然目前还不能根治，但可通过治疗控制或缓解病情，如癫痫、头痛和帕金森病等；然而也有一些疾病目前尚无有效的治疗方法，有待进一步探索和解决，如阿尔茨海默病、肌营养不良症和肌萎缩侧索硬化症等。

　　神经外科学是现代生命科学中最重要和最活跃的领域之一，与分子生物学、化学、免疫学、胚胎发育学、遗传学、病理学、药理学、影像学、流行病学等学科的发展相互交叉、相互渗透，形成相应的神经科学分支。随着这些神经科学分支及现代医学的深入发展，新理论、新技术和新方法的出现将促使人们对神经系统疾病本质的认识不断深入，诊断和防治手段也将不断提高，必将有力地促进神经外科学的快速发展。

第二节 神经外科护理学概论

　　自有人类以来就有护理，护理是人们谋求生存的本能和需要。医护为一体是古代护理发展的特点之一，并带有浓重的宗教色彩。19 世纪中叶，南丁格尔证明了护理的永恒价值和科学意义。1860 年，她开办了世界上第一所护士学校，为近代科学护理事业打下了坚实的理论和实践基础。1909 年，江西牯岭成立中华护士会。1912 年，中华护士会成立护士教育委员会，并对全国护校注册。1951 年，我国选派专家在苏联学习神经外科专科，同年天津总院建立脑科系。20 世纪 80 年代，随着医学模式的转变，护理学的地位、任务、作用和目标也随之发生了很大变化。

医疗与护理息息相关，随着医学科学技术的日新月异，神经影像诊疗设备的不断更新，神经外科疾病治疗技术有了长足的进步，神经外科专业的发展已经进入了崭新时代。从神经显微外科技术、激光刀、γ-刀治疗技术到更为精准的神经导航系统，神经外科已从大体神经外科走向显微神经外科，并发展到对患者创伤更小的微创神经外科时代。在追求精准、微创诊疗的今天，专业精细化成为专科发展的必由之路。目前，大多数三级甲等综合医院的神经外科根据疾病类型大体划分为以下亚专科：颅脑损伤、颅内肿瘤、脑血管病、功能神经外科、小儿神经外科、脊髓外科等，而以脑部疾病为主体的专科医院则划分更细。与此同时，医生专业分工的精细化，对神经外科护理人员的专业能力提出了更高的挑战和要求。神经外科医生在疾病治疗过程中借助大量现代化影像以及数字设备，使手术定位更加精确，以最微小的创伤获得最优的治疗效果。同时，围术期大量的神经疾病监测监护设备（如脑电监测、颅内压监测、有创动脉压监测、镇静镇痛监测、亚低温治疗等）陆续在临床应用，这些监测与监护设备的使用为医护人员在患者病情观察及治疗用药方面提供了依据，大大提高了神经外科的医疗质量与护理水平。监测仪器的使用、维护与管理目前主要依赖于护理人员，面对急危重症多、病情复杂的神经外科患者，护理人员不仅要掌握丰富的专科疾病知识与娴熟的护理操作技能，还需具有敏锐的病情观察能力，熟练掌握各种监护仪器的临床使用方法，并根据监测数据全面评估、分析患者可能出现的情况，预见性地判断处理问题。神经外科护理人员向着专、精、深的专科化发展已成为必然趋势。

欧美国家对专科护士的职能作用、职业发展以及评价体系的构建等方面均有较成熟的研究，但我国在这一方面起步较晚且发展不完善。2001 年，由中山大学肿瘤防治中心、中山大学护理学院、香港造瘘师学会和香港大学专业进修学院联合在广州开办了第一所造口师学校。2005 年，官方正式发文申明建立和发展临床专科护理，但目前仍处于初期探索阶段，缺乏全国统一的培训模式和资质认证要求，具体操作仍有待细化。新时期，护理工作的职责范围与功能已经远远超过了传统领域，护理的专科化已成为临床护理实践发展的主要策略和方向，培养高素质护理专科人才投身于护理实践并在专业领域发挥带头作用已成为神经护理学科发展面临的重要课题。神经外科作为发展迅速的专科之一，提供高质量护理服务，在临床护理中有效预防各类不良事件发生，这将有利于促进和谐护患关系的建立，也是展现神经外科专科护士内涵和价值的重要途径。

第二章

神经系统常见疾病诊治和护理

第一节　神经外科常见疾病

一、神经系统常见先天性疾病

（一）概述

神经系统先天性疾病是指胚胎发育过程中由于各种致病因素引起的神经发生或发育异常，是发生于中枢神经系统、周围神经系统、自主神经系统的以感觉、运动、意识、自主神经功能障碍为主要表现的疾病。

（二）分类

神经系统常见先天性疾病分为颅骨和脊柱畸形、神经组织发育缺陷、先天性肌病、神经外胚层发育不全斑痣性错构瘤病、代谢功能障碍、言语功能发育不全、各种原因所致的智能发育不全、脑性瘫痪、胆红素脑病。

（三）病因

引起神经系统先天性疾病的病因及发病机制复杂，目前尚未明确，一般认为胎儿早期特别是前三个月受到致畸因素的损害而致病。致畸因素主要分为两类：一类是胎儿在子宫内脑和神经系统发育障碍，部分神经元的产生、移行和组织异常，导致胎儿出生后颅骨、神经组织、覆盖被膜畸形及精神发育迟滞，其主要原因可能为遗传性，也有部分环境因素影响；另一类是胎儿分娩时遭受产伤、窒息所致，由于头部遭受过度挤压或较长时间缺氧，导致脑组织损伤和发育异常。

（四）检查

1. 实验室检查

（1）检查孕妇血或尿中特异性代谢产物，如尿中测定甲基丙二酸。

（2）羊水分析，测定羊水中胎儿释放的异常代谢产物，如诊断肾上腺性生殖器综合征可检查17-酮类固醇含量。

（3）B超指引下或胎儿镜下取胎儿血、绒毛细胞等，测定酶或其他生化成分。

（4）脑脊液检查。

2. 辅助检查

（1）放射学检查：X线平片、CT及磁共振成像（MRI）。

（2）DNA检查。

（五）临床表现

（1）先天性脑积水。

（2）小头畸形、先天性颅骨缺损。

（3）先天性双侧手足徐动症、先天性小脑遗传性共济失调。

（4）先天性听觉性失语、先天性视觉性失语。

（5）各种病因所产生的智能发育不全等。

（六）治疗

对这类疾病尚无有效疗法，可采取适当措施帮助患儿改善神经功能及矫正畸形，如物理疗法、康复训练、药物治疗和手术治疗等。

二、脑血管病

（一）概述

脑血管病是脑血管病变导致脑功能障碍的一类疾病的总称，主要包括血管腔闭塞或狭窄、血管破裂、血管畸形、血管壁损伤或通透性发生改变等各种脑血管病变引发的局限性或弥漫性脑功能障碍，但不包括血流动力学异常等因素导致的全脑缺血或缺氧所引发的弥漫性脑功能障碍。

（二）分类

1. 缺血型脑血管病

缺血型脑血管病包括脑栓塞、脑血栓形成以及短暂性脑缺血发作。

2. 出血型脑血管病

出血型脑血管病包括脑出血和蛛网膜下腔出血。

（三）病因

脑血管病可由多种原因引起，如动脉硬化、血管炎、先天性血管病、外伤、药物、血液病、各种栓子和血流动力学改变等。根据解剖结构和发病机制不同，脑血管疾病的病因可归为四类，包括血管壁病变、心脏病和血流动力学改变、血液成分和血液流变学改变以及其他病因。

（四）诊断与检查

1. 体格检查

体格检查主要检查患者的运动系统、感觉系统。

2. 意识状态评估

意识状态评估是通过患者言语及对各种刺激的反应，判断患者有无意识障碍及其程度。

3. 血常规检查

血常规检查可判断患者是否存在感染、贫血等情况。

4. 影像学检查

(1)头部CT：为首选，可快速鉴别脑出血、蛛网膜下腔出血和缺血性脑血管病。

(2)磁共振成像(MRI)：①对早期脑缺血性卒中较CT敏感，对颅后窝小脑和脑干的梗死灶更具优越性。②对早期脑出血不如CT敏感，对亚急性出血较易识别。③一般建议对蛛网膜下腔出血和急性脑出血多用CT诊断，对脑缺血性卒中(脑梗死)多用MRI。

(3)正电子发射断层扫描(positron emission tomography，PET)：能检测脑病变部位的血流量、代谢和其他生理学指标，从而判断缺血性病变是否可逆，有无其他特殊信息可供治疗选择的参考，监测判断治疗效果并与病程中复杂异常表现相联系。

(4)单光子发射计算机断层扫描(single-photon emission computed tomography，SPECT)：可了解脑的血流灌注、代谢、神经受体等功能变化，能为早期诊断各类脑血管疾病、观察治疗效果提供有力的帮助。

(5)多普勒：可了解血管内血流的速度、方向、血压的高低和血管管径的大小。

(6)氙增强CT(Xe computed tomography，Xe CT)：可对脑血管病进行诊断、判断预后和观察治疗效果。

(7)脑血管造影：能了解颅内血管的形态、分布、粗细、移位、闭塞、狭窄等，是最直接的方法。

(8)磁共振血管造影(magnetic resonance angiography，MRA)：无创，为颅内血管成像检查。

(9)非创伤性血管成像技术(CT angiography，CTA)：需应用造影剂。

5. 眼底检查

使用眼底镜检查，可判断神经及血管情况。

6. 其他检查

(1)实验室检查。

(2)电生理检查。

(3)心血管系统检查。

(4)脑脊液检查。

(五)临床表现

1. 缺血性脑卒中

(1)短暂性脑缺血发作(transient ischemic attack，TIA)：主要表现为短暂一过性、局限性神经性功能障碍，持续时间不超过24小时，症状可自行缓解，不遗留神经系统阳性体征。TIA可反复发作，间歇时间无规律。如颈动脉性TIA表现为突发的对侧肢体麻木、力弱、感觉障碍、单眼黑蒙，如在优势半球可有失语；椎动脉型TIA突发眩晕、复视、双眼黑蒙、共济障碍、构音及吞咽困难，可有同向偏盲，每次发作轻瘫的部位不恒定，常伴有枕部头痛。

(2)可逆性神经功能障碍(reversible ischemic neurological deficit，RIND)：发病似卒中，临床表现与TIA相似，但神经功能障碍时间超过24小时，一般在1周左右恢复正常。

(3)进展性卒中(progressive stroke，PS)：神经功能障碍逐渐发展，呈阶梯样加重，需 6 小时以上病情发展达高峰。

(4)完全性卒中(complete stoke，CS)：突然出现中度以上的局限性神经功能障碍，病情发展在 6 小时内达到高峰，以后神经功能障碍长期存在，很少恢复。其主要表现有偏瘫、偏盲、失语、感觉障碍，常有意识障碍。

2. 出血性脑卒中

(1)典型特征：口眼歪斜、口角流涎、说话不清、吐字困难、含糊不清，或听不懂别人的话。

(2)全身疲乏、麻木、无力、活动不便、出虚汗、低热、胸闷、走路不稳、突然跌倒、心悸或突然出现呃逆、呕吐等。

(3)头痛、头晕、视物旋转、站立不稳，甚至晕倒在地。

(4)眼部不适，瞳孔异常(不等大)，有时还有偏盲和眼球活动障碍。

(5)意识障碍，精神萎靡，性格反常，表情淡漠，行动迟缓或多语、易躁等。

(六)治疗

不同类型的脑血管病的治疗方法也不同，最终治疗目的是为受损的脑组织提供正常的血液，维持脑的正常功能和活力。治疗主要通过药物、手术。

1. 药物治疗

(1)用于治疗缺血性脑血管病的药物如下。

1)抗血小板药：如阿司匹林、氯吡格雷等。

2)降脂药：如阿托伐他汀。

3)抗凝药：如华法林、小分子肝素。

4)溶栓药：如尿激酶。

5)脱水药物：如甘露醇、呋塞米。

6)降糖药物：如胰岛素。

(2)用于治疗出血性脑血管病的药物如下。

1)降低颅内压力：如甘露醇、呋塞米等。

2)止血药物：如氨甲苯酸、酚磺乙胺等。

3)镇静、镇痛药物：如右美托咪定、喷他佐辛等。

2. 手术治疗

(1)缺血性脑卒中：颈动脉血栓内膜剥离术(CEA)、血管成形术，或自体大隐静脉搭桥，或人造血管移植术、动脉吻合术、颞肌脑贴附术、颅内动脉血栓摘除术等。

(2)出血性脑卒中：颅内血肿清除、脑室持续引流、颅骨钻孔穿刺血肿引流、立体定向内镜血肿清除术。

(3)其他脑血管病：颅内动脉瘤的瘤颈夹闭术、颈动脉海绵窦瘘的瘘口堵塞术、经皮血管腔内成形术、支架植入术等。

三、颅脑肿瘤

（一）概述

颅内肿瘤是发生在颅内的肿瘤，包括原发于脑组织、脑膜、垂体、脑神经、脑血管等组织的肿瘤，还有由全身其他器官或组织的恶性肿瘤转移至颅内的继发性颅内肿瘤。

（二）分类

（1）根据来源不同分类：颅内肿瘤可分为原发性颅内肿瘤和继发性颅内肿瘤。原发性颅内肿瘤来源于颅脑内组织的变化。继发性颅内肿瘤来源于其他系统肿瘤的转移。

（2）根据良恶性分类：颅内肿瘤可分为良性肿瘤和恶性肿瘤。颅内良性肿瘤主要包括脑膜瘤、蝶鞍区肿瘤、听神经瘤、表皮样囊肿、皮样囊肿等。颅内恶性肿瘤主要包括胶质瘤、髓母细胞瘤、室管膜瘤、脑转移瘤等。

（3）根据部位和组织类型不同分类：颅脑肿瘤可分为神经上皮肿瘤、脑膜肿瘤、周围神经肿瘤、淋巴瘤、生殖细胞肿瘤、鞍区肿瘤和转移性肿瘤等。

（三）病因

颅内肿瘤可发生在任何年龄段，以 20～50 岁年龄段居多，男性发病率高于女性。颅内肿瘤病因目前尚未明确，临床普遍认为是遗传和环境等多因素作用的结果，可能与遗传物质的变异，物理、化学、病毒等环境因素导致染色体突变，抑癌基因沉默，癌基因表达等诸多因素有关。

（四）临床表现

1. 颅内压增高

典型症状为头痛、恶心、呕吐、眼底视盘水肿，一般病程发展缓慢，呈进行性加重。

2. 局灶症状

根据肿瘤所在部位及其大小、压迫程度，临床表现各不相同。常见的有偏瘫、癫痫发作、记忆力减退、视力下降、麻木、失语、感觉异常等。

3. 其他症状

肿瘤压迫引起邻近颅骨骨质变化，使骨质变薄、破坏，甚至引起骨折。垂体腺瘤还会引起相应垂体变化，如甲状腺功能低下、肾上腺功能低下、性腺功能低下、尿崩症等。

（五）治疗

颅内肿瘤的治疗分为手术治疗和非手术治疗，首选手术治疗，不能手术治疗或者手术切除不彻底者，可以采用保守治疗，如放疗、化疗、免疫治疗等。良性肿瘤手术治疗时间为 3～6 个月，治疗后定期复查至少 5 年。恶性肿瘤需要长期持续性治疗。

1. 药物治疗

对颅内压增高患者，用甘露醇、甘油果糖、呋塞米等药物改善症状。对癫痫发作的患者，根据情况选择抗癫痫药物。

2. 手术治疗

手术切除肿瘤是治疗颅内肿瘤最有效的方式,颅内肿瘤全切除治疗者效果比部分切除与不能切除者预后好,复发少。

对于不能完全切除者,应该尽可能切除肿瘤组织,必要时给予颅内减压术,以缓解患者症状,提高其生活质量。

3. 放射治疗

放疗适用于恶性胶质瘤、垂体瘤、体积小于3cm的脑膜瘤及颅内转移瘤等。

4. 化学药物治疗

化疗一般用于手术后的辅助治疗。肿瘤不能完全切除或者有远处转移者,需要辅以化疗。常用化疗药物有替莫唑胺、长春新碱、顺铂、依托泊苷、环磷酰胺等。

5. 其他治疗

其他治疗还包括免疫治疗、基因治疗、光动力治疗等。

四、功能性神经外科疾病

(一)概述

功能性神经外科疾病是指神经系统的解剖结构正常但生理功能变化和紊乱导致相应躯体症状的疾病。目前功能性疾病主要包括运动障碍性疾病、癫痫、疼痛、精神疾病。

(二)分类

1. 运动障碍病

运动障碍病又称为锥体外系疾病,是指基底节区病变导致的以随意运动功能调节障碍为主要表现,而肌力、感觉、小脑功能不受影响的疾病群,包括帕金森病、原发性震颤、肌张力障碍、舞蹈症和抽动秽语综合征等。从影响运动功能的角度来说,脑瘫也可归为此类。

2. 癫痫

依致痫灶解剖位置的不同,癫痫可分为颞叶癫痫、额叶癫痫、顶枕叶癫痫、癫痫综合征等。

3. 疼痛

疼痛类神经外科疾病包括带状疱疹神经痛、患肢痛、截肢痛、丘脑痛、盆腔痛、腹腔痛、胸腔痛、腰背痛、三叉神经痛、舌咽神经痛等。

4. 精神疾病

精神疾病包括精神分裂症、焦虑症、强迫症和抑郁症等。

(三)病因

功能性神经外科疾病病因复杂,尚不明确,有的疾病与遗传性、家族性有关。

(四)诊断与检查

(1)临床症状、病史。

(2)神经影像学检查:如MRI、CT、PET等。

(3)脑电图检查:如长程视频脑电图监测等。

(4)特殊检查：临床药物冲击试验、黑质B超的特殊表现有助于诊断。

(五)临床表现

1. 癫痫

(1)部分性发作：主要是从身体某部位开始出现症状，包括运动、感觉等方面的异常。身体开始部位大多是一侧眼睑、口角、手指或者足趾，也可能是一侧面部或肢体。严重者发作后可能发生短暂性的肢体瘫痪。

(2)全面性发作：包括强直期、阵挛期、失神发作、肌阵挛发作及发作后状态；常伴有明显的自主神经表现，如意识障碍、面色苍白、大小便失禁等。

2. 帕金森病

(1)静止性震颤：上肢更易出现，多数以手指开始，呈捻丸样，下肢多以踝关节开始，逐渐扩展至全身。早期静止时出现，运动时减轻或消失，情绪激动时加重，睡眠时消失。

(2)肌僵直：患者肌张力增高，被动运动时可有铅管样僵直、齿轮样僵直、手部特殊姿势、面具脸。

(3)运动迟缓：肢体行动缓慢，精细动作困难、小字症、慌张步态等。

(4)神经功能紊乱：如油脂脸、多汗、流涎、便秘、尿频或尿失禁、吞咽困难、阳痿等。

(5)精神症状：抑郁、焦虑、多疑、痴呆、幻觉及智力下降。

3. 三叉神经痛

三叉神经痛为骤然发生的剧烈疼痛，每次发作仅数秒至1~2分钟即骤然停止，间歇期正常，随病程进展，间歇期逐渐缩短。

(1)疼痛部位：限于三叉神经感觉支配区内，常自一侧的上颌支(第2支)或下颌支(第3支)开始，随着病情进展，可影响其他分支。疼痛常局限于一侧，极个别患者可先后或同时发生两侧三叉神经痛。虽3支均可受累，但以第2、3支受累最常见，约占95%。

(2)疼痛性质：呈发作性撕裂样、触电样、闪电样、针刺样、刀割样或烧灼样剧痛，突发突止，间歇期正常。

(3)诱发因素及"扳机点"：疼痛发作常由说话、咀嚼、洗脸、刷牙等面部随意运动或触摸面部某一区域(如上唇外侧、鼻翼、颊部、舌等处)而诱发。这些敏感区称为"扳机点"或"触发点"。

(4)其他症状：发作时可伴有同侧面部肌肉的反射性抽搐，称为"痛性抽搐"。

4. 脑性瘫痪

(1)肌张力异常：痉挛型表现为肌张力增高；肌张力低下型表现为瘫痪肢体松软，但仍可引出腱反射；手足徐动型表现为变异性肌张力不全。

(2)姿势异常：受异常肌张力和原始反射延迟消失不同情况的影响，患儿可出现多种肢体异常姿势，并影响其正常运动功能的发挥。

(3)伴随症状：约52%的脑性瘫痪患儿合并智力障碍，45%的患儿伴有癫痫，38%

的患儿伴有语言功能障碍，28%的患儿伴有视力障碍，12%的患儿伴有听力障碍。

(六)治疗

功能性神经外科疾病的治疗方法包括药物治疗、立体定向手术治疗和康复训练。

五、脊髓脊柱疾病

(一)概述

脊髓脊柱疾病是神经外科的重要分支之一，治疗范围主要包括椎管内肿瘤、脊柱退行性病、脊髓空洞症、颅颈交界区先天畸形、椎内血管畸形、脊髓脊柱损伤、脊髓栓系综合征等。

(二)分类

1. 脊髓空洞症

脊髓空洞症可分为交通型、非交通型。

2. 椎管内肿瘤

椎管内肿瘤分为硬膜外肿瘤、硬膜外髓内肿瘤、硬膜内髓内肿瘤。

3. 脊髓脊柱损伤

脊髓脊柱损伤包括压缩骨折、爆裂骨折、后柱断裂、骨折脱位、旋转损伤、压缩骨折合并后柱断裂、爆裂骨折合并后柱断裂。

4. 腰椎间盘突出

根据髓核突出的部位与方向不同，其可分为以下两大类型。

(1)椎体型：指变性的髓核穿过下方(多见)或上方(少见)纤维环，再穿过软骨板呈垂直状或斜向进入椎体中部或椎体边缘。

(2)椎管型：或称后型，指髓核穿过纤维环向椎管方向膨出者。膨出的髓核停于后纵韧带前方者，称为"椎间盘突出"；穿过后纵韧带抵达椎管内者，则称"椎间盘脱出"。

5. 颈椎病

颈椎病可分为颈型颈椎病、神经根型颈椎病、脊髓型颈椎病、椎动脉型颈椎病、交感神经型颈椎病、食管压迫型颈椎病。

6. 后纵韧带骨化症

根据神经组织受累程度不同，后纵韧带骨化症分为脊髓横断瘫痪型、布朗-色夸综合征、袜套样麻痹型、脊髓中央管型、神经根型。

7. 脊髓血管畸形

脊髓血管畸形包括髓内动静脉畸形、硬脊膜下髓周动静脉瘘、硬脊膜动静脉瘘、椎旁动静脉瘘、海绵状血管瘤。

(三)病因

1. 先天性发育障碍

脊髓空洞、脊柱裂、椎管狭窄、扁平颅底等先天性畸形等。

2. 机械性压迫

扁平颅底、延髓小脑扁桃体下疝等畸形。

3. 损伤性因素

局部外伤，如车祸、跌倒、运动事故、暴力（如枪击）。

4. 退行性病变

颈椎病、腰椎间盘突出、腰椎管狭窄等。

5. 肌肉劳损

（四）诊断与检查

（1）临床症状、查体。

（2）影像学检查：X 线、CT 及 MRI。

（3）脊髓血管造影。

（五）临床表现

1. 脊髓空洞症

（1）感觉障碍：为首发症状。最早症状常为病变处自发性疼痛，继而单侧或双侧的手部、臂部或一部分颈部、胸部的痛温觉丧失。

（2）运动障碍：出现相应节段支配区域肌无力、肌萎缩、肌束颤动、肌张力减低，颈膨大区空洞致双手肌肉明显萎缩，呈"鹰爪"样。

（3）神经皮肤营养性障碍：表现为皮肤增厚、过度角化，皮肤及手指苍白。痛觉缺失区的表皮烫伤、外伤可造成顽固性溃疡及瘢痕形成，甚至指（趾）节末端无痛性坏死脱落，称为 Morvan 征。

（4）其他症状：根据累及神经不同，出现相应症状。

2. 椎管内肿瘤

肿瘤侵犯神经根时表现为神经根刺激症状，位于腹侧或背侧的肿瘤，可出现躯干或下肢的感觉和运动障碍，出现脊髓前角综合征、脊髓后角综合征及脊髓半切综合征等。

3. 脊髓脊柱损伤

临床表现为损伤平面及损伤神经出现相应症状，运动、感觉功能障碍等，预后与损伤程度有关。

4. 腰椎间盘突出

腰椎间盘突出的主要临床表现有腰痛、下肢放射痛、肢体麻木、肢体冷感、间歇性跛行、肌肉麻痹等。

5. 颈椎病

临床表现以颈肩酸痛为主，可放射至头枕部和上肢。严重者出现下肢无力，步态不稳，双脚麻木，行走时如踏棉花的感觉，甚至大小便失禁、性功能障碍、四肢瘫痪。

（六）治疗

1. 治疗原则

通过药物和手术治疗缓解症状，避免并发症发生，提高患者的生活质量。

2. 药物治疗

对症用药控制临床症状，可应用药物如神经营养药物及止痛药等。

3. 手术治疗

手术包括上颈段椎板切除减压术、枕骨下减压术、空洞-蛛网膜下腔分流术、脑脊液分流术、肿瘤切除术等。

4. 物理治疗

物理治疗方法有牵引法、理疗、康复手法等。

六、颅脑损伤

(一)概述

颅脑损伤是指由于外力作用于头颅出现脑部组织损伤。致伤主要原因有交通事故、坠落、跌倒、火器伤等。颅脑损伤属于常见外伤，是以意识障碍、头痛、呕吐等为主要表现的一类病症。颅脑损伤占全身损伤的 15%～20%，常与身体其他部位的损伤复合存在，致残率及致死率均居首位。

(二)分类

1. 按损伤方式分类

(1)闭合性损伤：脑组织与外界不相通，头皮、颅骨和硬脑膜的任何一层保持完整。

(2)开放性损伤：脑组织与外界相通，同时头皮、颅骨、硬脑膜三层均有损伤。

2. 按损伤部位分类

按损伤部位分类分为局部性脑损伤、弥漫性脑损伤。

3. 按病情严重程度分类

(1)轻度脑损伤：GCS 评分为 13～15 分，伤后昏迷时间在 20 分钟以内。

(2)中度脑损伤：GCS 评分为 9～12 分，伤后昏迷时间在 20 分钟至 6 小时内。

(3)重度脑损伤：GCS 评分为 3～8 分，伤后昏迷时间为 6 小时以上，或者在伤后 24 小时内出现意识恶化并昏迷 6 小时以上。

4. 按损伤性质和血肿来源分类

(1)按损伤性质：可分为脑震荡、脑挫裂伤和颅内血肿。

(2)按血肿来源和部位：可分为硬膜外血肿、硬膜下血肿、脑内血肿。

(三)病因

颅脑损伤多见于交通或工矿等事故、自然灾害以及各种器具对头部的损害。主要病因一般有两种：一种是暴力直接作用于头部引起的损伤，称为直接损伤；另一种是暴力作用于身体其他部位，然后传导至头部所造成的损伤，称为间接损伤。

(四)诊断与检查

(1)根据外伤病史，再结合症状、体征，包括一般体征、眼部征象、四肢活动情况等诊断。

(2)神经影像学检查：X 线、CT、MRI。

(3)其他检查：如腰椎穿刺术、脑血管造影、颅脑超声波、核素脑脊液成像、脑电图等。

（五）临床表现

1. 意识障碍

意识障碍程度与颅脑损伤程度相一致。意识障碍还可以提示颅脑损伤的类型：伤后即发生昏迷，为原发性脑损伤所致；清醒后又昏迷，为继发性脑损伤（脑水肿、血肿）所致；伤后昏迷—清醒—再昏迷常见于颅内血肿，尤以急性硬脑膜外血肿为典型。

2. 瞳孔变化

患者伤后一侧瞳孔散大，对光反射消失，意识清醒，是由动眼神经损伤所致；若双侧瞳孔不等大且多变，表明中脑损伤；若双侧瞳孔极度缩小，对光反射消失，表明桥脑损伤；如果一侧瞳孔先缩小后散大，对光反射差，患者意识障碍进行性加重，可表明存在小脑幕切迹疝；如果双侧瞳孔散大固定，对光反射消失，多为濒危状态。

3. 颅内压增高

血肿及脑挫裂伤继发的脑水肿均可造成颅内压增高，导致头痛、恶心、呕吐及生命体征改变。

4. 神经系统表现

脑挫裂伤、脑内血肿等严重脑部损伤可出现偏瘫等征象。

5. 其他症状

（1）婴幼儿颅脑损伤：新生儿颅脑损伤一般表现为头皮血肿、颅骨变形、囟门张力高或者频繁呕吐；婴幼儿以骨膜下血肿多见，容易钙化；小儿易出现乒乓球样凹陷骨折；学龄期儿童伤后反应重，生命体征紊乱，易出现休克症状，常有延迟性意识障碍表现。

（2）老年人颅脑损伤：伤后出现意识障碍时间长，生命体征显著改变，并发颅内血肿时早期症状多不明显，但呕吐常见，症状发展快。

（3）重型颅脑损伤：患者受伤后出现电解质紊乱、意识障碍、高渗性高血糖、非酮症性昏迷、脑水肿、感觉障碍、呼吸障碍以及脑死亡等重症表现。

（六）治疗

1. 药物治疗

（1）脱水剂：甘露醇、甘油果糖氯化钠、呋塞米等。

（2）抗癫痫、抗惊厥类药物：丙戊酸钠、地西泮、苯巴比妥钠等。

（3）降血压类药物：硝普钠、乌拉地尔等。

（4）其他药物：①预防和治疗应激性溃疡类药物，如奥美拉唑或西咪替丁。②促进脑功能恢复类药物，如醒脑静、奥拉西坦等。③补充血容量，改善微循环类药物，如复方右旋糖酐、人血白蛋白等。

2. 手术治疗

手术主要方式包括大骨瓣减压术、开颅血肿清除术、清创术、凹陷性骨折整复术和颅骨缺损修补术。

七、颅内感染性疾病

(一)概述

颅内感染性疾病是指由各种病原体侵犯脑实质、脑膜等所致的颅内感染。常见的致病菌包括脑膜炎双球菌、肺炎球菌、流感嗜血杆菌、葡萄球菌、链球菌、肺炎杆菌、大肠杆菌、厌氧杆菌、变形杆菌、沙门菌属及绿脓杆菌等。

(二)分类

1. 根据炎症位置进行分类

(1)脑炎:主要侵犯脑实质。

(2)脑膜炎:主要侵犯脑的被膜。

(3)蛛网膜炎:主要侵犯脑部的蛛网膜。

2. 根据感染类型分类

(1)脑脓肿:以耳源性常见,多发于颞叶和小脑,其次为血源性、鼻源性、外伤性和隐源性等。病理上分为急性炎症期、化脓坏死期和脓肿形成期。

(2)结核性脑膜脑炎:是由结核分枝杆菌引起的脑膜弥漫性炎性反应,并波及脑实质,好发于脑池。脑膜渗出和肉芽肿为其基本病变,可合并结核球、脑梗死和脑积水。

(3)脑猪囊尾蚴病:该疾病系猪带绦虫囊尾蚴在脑内异位寄生所致。

(4)急性播散性脑脊髓炎:多见于病毒(如麻疹、风疹、水痘等)感染后或疫苗(如牛痘疫苗、狂犬病疫苗等)接种后,一般在病毒感染后 2～4 天或疫苗接种后 10～13 天发病。发病可能与自身免疫机制有关。

(三)病因

颅内感染因病原微生物不同,致病因素分很多种,临床中常见的有病毒感染、细菌感染、真菌感染以及寄生虫感染等。本病好发于免疫力低下者、颅脑开颅术后者等人群。

(四)诊断与检查

1. 腰椎穿刺

腰椎穿刺是判断颅内感染的重要检查方法,可明确感染病原体。

2. 神经影像学检查

应用颅脑 CT 和 MRI 可以排除颅内脓肿、脑出血或占位性病变。对于单纯疱疹病毒性脑炎患者,MRI 可见颞叶病灶。

3. 脑电图检查

脑电图检查对于判断脑实质炎症改变具有重要作用,特别对于出现癫痫发作、精神行为异常、意识障碍等患者具有重大意义。

4. 其他检查

其他检查如血常规、血清 C 反应蛋白、降钙素、血培养等。

(五)临床表现

颅内感染患者的典型临床表现包括发热、头痛、精神异常等,部分患者还会出现癫痫发作、意识障碍等症状，病情严重时可并发脑疝。

1. 典型症状

本病通常为暴发性或急性起病，少数为隐匿性发病。

2. 全身感染症状

如畏冷、发热、全身不适等，并有咳嗽、流涕、咽痛等上呼吸道症状。头痛比较突出，伴呕吐、颈项强直、全身肌肉酸痛等。

3. 精神症状

精神症状也较常见，常表现为烦躁不安、谵妄、昏睡，甚至昏迷。

4. 其他症状

患者有时可出现全身性或局限性抽搐，在儿童中尤为常见；还可出现失语、偏瘫、单瘫、眼睑下垂、瞳孔散大固定、眼外肌麻痹、斜视、复视、周围性面瘫、耳聋及吞咽困难等。

（六）治疗

1. 急症治疗

对昏迷或伴发严重肺部感染的患者，需要进行气管插管，加强气道管理；对颅内高压或急性脑水肿患者，可用利尿药治疗。

2. 药物治疗

（1）化脓性颅内感染：选用能透过血脑屏障并在脑脊液中达到足够浓度的抗菌药。在确定致病菌前，需用广谱抗菌药，如头孢噻肟或头孢曲松加万古霉素，以覆盖可能的耐药菌株，确定病原体后应采用更有针对性的治疗。

（2）病毒性颅内感染：单纯疱疹性脑膜脑炎首选阿昔洛韦，更昔洛韦、膦甲酸、西多福韦多用于人疱疹病毒性脑膜脑炎。

（3）结核性颅内感染：早期联合应用异烟肼、利福平、吡嗪酰胺和乙胺丁醇或链霉素，糖皮质激素可降低继发性并发症的发生率。

（4）真菌性颅内感染：使用两性霉素 B 与氟胞嘧啶联合治疗，氟康唑巩固治疗，可提高治愈率。

第二节　神经外科诊疗特点

一、神经系统检查

（一）头颅 X 线平片

头颅 X 线平片可了解颅骨指压迹有无加深及颅骨有无破坏或增生，蝶鞍有无扩大等，对肿瘤诊断有临床辅助作用。

(二)头颅 CT 和 MRI 检查

头颅 CT 和 MRI 检查是最有诊断价值的检查，结合增强扫描可诊断绝大多数颅内肿瘤。

(三)辅助检查

头颅多普勒超声、脑电图、脑电地形图、放射性核素扫描等。

二、穿刺诊断技术

(一)腰椎穿刺术

腰椎穿刺术是神经科常用的操作技术之一。

1. 适应证

(1)诊断性穿刺：①测定脑脊液压力。②脑脊液的常规、生化、病原学等检查。

(2)治疗性穿刺：①体外引流血性或炎性脑脊液。②向蛛网膜下腔注入药物（如麻醉剂、皮质类固醇和抗肿瘤药等），以进行治疗。③为良性颅内压增高、正常颅内压性脑积水等患者放出适量脑脊液，以降低颅内压和改善症状。④吸出脊髓碘油造影后的造影剂。

2. 禁忌证

(1)出血倾向。

(2)颅内压增高。

(3)感染病灶。

(4)脊髓功能处于临界状态。

(二)脑活检术

脑活检术是取脑活体组织进行检查，以诊断脑部疾病的一种操作技术。

1. 适应证

(1)亚急性或慢性进行性加重的弥散性脑部病变。

(2)进行性加重的脑部局灶病变充分利用现代诊断手段仍不能肯定诊断者。

2. 禁忌证

禁忌证包括不能承受手术者，具有菌血症或头皮、颅骨感染者等。

三、实验室检查

1. 脑脊液学检查

脑脊液的常规、细胞学、免疫学生化检查。

2. 内分泌激素检查

垂体分泌激素、下丘脑激素、内分泌紊乱常用监测方法。

3. 神经电生理学检查

脑电图检查、脑诱发电位检查、肌电图检查。

第三节 围手术期监测及配合

一、呼吸监测

(一)吸氧技术

1. 定义

吸氧技术指通过给患者吸入高于空气中氧浓度的氧气,提高动脉血氧分压(PaO_2)和动脉血氧饱和度(SaO_2)、增加动脉血氧含量(CaO_2)、纠正各种原因造成的缺氧状态,促进组织的新陈代谢,维持机体生命活动的一种治疗方法。

2. 适应证

(1)呼吸系统疾病患者。

(2)心脏功能不全致呼吸困难者。

(3)中毒使氧不能由毛细血管渗入组织而产生缺氧者。

(4)昏迷患者,如脑血管意外等。

(5)某些外科手术后患者,以及大出血休克或颅脑疾病、产程过长或胎心音不良者等。

3. 禁忌证

氧中毒者。

4. 注意事项

(1)严格遵守操作规程,注意用氧安全,切实做好"四防",即防震、防火、防热、防油。

(2)对鼻导管持续给氧者,每日清洁鼻孔 2 次,及时清除鼻腔分泌物,防止鼻导管阻塞。

(3)氧气筒压力表上指针降至 $2 \sim 3 kg/cm^2$ 时,不可继续使用,以防灰尘进入筒内导致再次充气时引起爆炸。

(4)对未用或已用过的氧气筒,应分别悬挂"满"或"空"的标志,以便及时调换氧气筒,并避免急用时搬错而影响抢救。

(5)湿化瓶中积水不超过湿化瓶的 2/3,鼻导管内有积水应及时更换。

(二)有创机械通气

1. 定义

有创机械通气是指应用有创的方法(建立人工气道,如气管插管及气管切开套管),通过呼吸机进行辅助呼吸的方法。

2. 适应证

(1)通气异常。

(2)氧合异常。

(3)需要使用镇静剂和(或)肌松剂。

(4)需要降低全身或心肌氧耗量。

(5)需要适当过度通气以降低颅内压。

(6)需要肺复张,防止肺不张。

3. 禁忌证

机械通气没有绝对禁忌证,相对禁忌证包括以下几方面。

(1)气胸及纵隔气肿未行引流、肺大疱和肺囊肿。

(2)严重肺出血。

(3)气管食管瘘等。

(4)大咯血或严重误吸引起的窒息性呼吸衰竭。

(5)伴肺大疱的呼吸衰竭等。

4. 注意事项

(1)严格掌握有创机械通气的指征。

(2)选择合适的气管插管套管。

(3)宜选择带声门下吸引装置的气管导管进行声门下吸引。

(4)加强气囊管理,避免分泌物下坠引起肺炎。

(5)如无禁忌,床头抬高30°~45°。

(6)加强口腔护理,每日4~6次。

(7)使用呼吸机期间确保呼吸机报警装置处于开启状态。

(8)呼吸机管道每周更换,如有污染及时更换。

(9)每日评估撤机指征,尽早撤机。

(三)无创机械通气

1. 定义

无创机械通气是指无须建立人工气道的机械通气方式,包括无创正压通气和无创负压通气。目前无创机械通气主要是指经口/鼻面罩实施的无创正压机械通气。

2. 适应证

COPD、心源性肺水肿、免疫功能受损合并呼吸衰竭、支气管哮喘急性严重发作、辅助早期撤机拔管、辅助支气管纤维镜检查、手术后呼吸衰竭、肺炎、急性肺损伤/急性呼吸窘迫综合征、胸壁畸形、神经肌肉疾病、胸部创伤、拒绝气管插管的呼吸衰竭。

3. 禁忌证

(1)绝对禁忌证:具体如下。

1)心跳或呼吸停止。

2)自主呼吸微弱的昏迷者。

3)误吸危险性高,不能清除口咽及上呼吸道分泌物、呼吸道保护能力差。

4)颈部和面部创伤、烧伤及畸形。

5）上呼吸道梗阻。

（2）相对禁忌证：具体如下。

1）合并其他器官功能衰竭。

2）未引流的气胸。

3）近期面部、颈部、口腔、咽腔、食管及胃部手术。

4）严重感染。

5）明显不合作或极度紧张。

6）严重低氧血症（PaO_2<45mmHg）、严重酸中毒（pH值<7.2）。

7）气道分泌物多或排痰障碍。

4. 注意事项

（1）评估患者是否存在无创呼吸机的禁忌证。

（2）选择合适的无创呼吸机支持的设备和用物。

（3）告知患者及家属可能出现的不适和配合方法，鼓励患者主动排痰。

（4）使用呼吸机期间，确保呼吸机报警装置处于开启状态。

（5）安装无创呼吸机通气设备时应确保管道结合紧密，避免漏气。

（6）监测和记录无创呼吸机通气效果，观察患者胸廓和肺部听诊的变化、动脉血气变化等。

（7）及时发现或避免并发症的发生，观察有无眼部刺激、皮肤破溃、气道阻塞、呼吸困难、焦虑、幽闭恐惧症、胃胀气、气压伤等情况发生。

（8）减轻患者不适，治疗鼻炎、咽干。

（9）呼吸机管道有污染时及时更换，每周清洗和更换过滤网。

（10）床边备有紧急抢救设备，无创机械通气效果不佳或治疗后病情加重者，应配合医生紧急行气管插管。

（11）每日评估撤机指征，尽早撤机。

（四）血气分析

1. 定义

动脉血气分析是通过对人体动脉血液的 pH 值、动脉血氧分压（PaO_2）和动脉血二氧化碳分压（CO_2）等指标进行测量，从而对人体的呼吸功能和血液酸碱平衡状态做出评估的一种方法。

2. 适应证

（1）各种疾病创伤手术导致的呼吸功能障碍者。

（2）呼吸衰竭的患者，使用机械辅助呼吸治疗时。

（3）心肺复苏后监测。

3. 禁忌证

（1）有出血倾向者，穿刺部位皮肤有炎症或股癣等。

（2）动脉炎或血栓形成。

（3）有出血倾向，穿刺局部有感染。

（4）桡动脉穿刺前应进行 Allen 试验，阳性者不应做穿刺。

4. 注意事项

（1）采血前应嘱患者平稳呼吸，防止过度通气或屏气；如患者给氧方式发生改变，应在 30 分钟后采血，以保证检测结果的准确性。

（2）严格无菌操作，预防感染。

（3）采血后穿刺部位按压 5～10 分钟，如为有出血倾向患者则延长按压时间，防止血肿发生。

（4）标本应隔绝空气，避免混入气泡或静脉血。

（5）为避免细胞代谢造成误差，采血后应立即送检，并在 30 分钟内完成检测；如进行乳酸检测，须在 15 分钟内完成检测。

（6）标本在运送过程中，应避免使用气动传送装置，避免由于剧烈震荡导致血标本溶血。

（7）下肢静脉血栓患者，避免从股动脉及下肢动脉采血。

（8）填写血气分析申请单时，应注明采血时间、患者体温、吸氧方法、氧浓度及呼吸机各参数等。

二、循环监测

（一）心电监测

1. 定义

心电监测是通过 24 小时连续观察监测心脏电活动情况的一种无创监测方法，可提供客观的生命体征数据。因此，对于有心电活动异常的患者能及时发现、识别并指导实时处理，如对急性心肌梗死、各种心律失常等有重要使用价值，在临床监测和抢救中具有重要作用。

2. 适应证

（1）各种心血管疾病者。

（2）其他脏器疾病导致急性循环衰竭者。

（3）手术前后的保护性应用。

3. 禁忌证

心电监测通常无禁忌证。

4. 注意事项

（1）心电监测时的注意事项如下。

1）放置电极片时，应避开伤口、瘢痕、中心静脉插管、起搏器及电除颤时电极板放置的部位。

2）定期更换电极片及粘贴部位，防止皮肤损伤。

3）密切监测患者心电波形，发现异常时注意排除各种干扰因素。

4）对躁动患者适当约束或应用镇静药。

（2）血氧饱和度（SpO_2）监测时的注意事项如下。

1）传感器探头线应该置于手背，避免皮肤损伤。

2）及时清洁修剪指甲，以免影响监测结果。

3）在连续监测中每2小时更换一次 SpO_2 传感器位置，评估患者皮肤的完整性。

4）测血压时阻断血流会影响监测效果，血氧探头放置位置应与测血压肢体分开。

（3）血压监测时的注意事项如下。

1）选择尺寸适当的袖带，袖带松紧适宜。

2）测量部位应与心脏保持水平并外展45°。

3）连续监测时应每2小时更换测量部位，避免引起疼痛、上臂瘀点和瘀斑、上肢水肿、静脉淤血等并发症的发生。

4）患者处于严重休克或体温过低时，监测动脉血压，避免误差。

5）禁止在静脉输液或有动脉置管的肢体端测量血压。

6）偏瘫、肢体外伤或手术的患者应选择健侧肢体测量血压。

（二）中心静脉压监测

1. 定义

中心静脉压（central venous pressure，CVP）是指右心房或靠近右心房的上、下腔静脉进入右心房处的压强与大气压之差，主要用于评估右心室前负荷和回心血量的排出能力，一般通过中心静脉穿刺插管来测量。

2. 适应证

（1）对急性循环衰竭患者，监测中心静脉压可鉴别其是否血容量不足或心功能不全。

（2）需要大量补液、输血时，监测血容量的变化，防止发生循环负荷过重的危险。

（3）对拟行大手术的危重患者监测，使血容量维持在最适水平，更好地耐受手术。

（4）对血压正常而伴少尿或无尿的患者监测，可鉴别少尿为肾前性因素（脱水）或肾性因素（肾功能衰竭）。

3. 禁忌证

禁忌证包括穿刺的部位疑有感染或者已经有感染、有血栓形成、凝血功能障碍等。

4. 注意事项

（1）保持管路系统连接正确、通畅，维持液体加压袋40kPa（300mmHg）的压力，使压力传感器以 $3 \sim 5mL/h$ 的速度持续冲洗导管。

（2）间断测量 CVP 时，需在每次测量前后按照深静脉置管规范要求进行冲/封管。

（3）测量管路选择：管路系统长度适宜，管腔内无气泡，避免不必要的三通开关，以最大限度减少管路对测量的影响；选择与中心静脉导管尖端开口相连接的腔进行测量；连接时注意不可选择血管活性药物所在管路，避免因测量影响给药。

（4）传感器位置：一般将平卧位时第4肋间与腋中线交点处定为零点，此定位要求在每次测量中心静脉压时均应使患者仰卧，将床头摇平，并将压力传感器置于与零点同一水平处；也可定位于胸骨角垂直向下5cm处，此定位在半卧位（60°）时同样适用。

（5）每次测量前均应判断管道通畅程度。

（6）在平静呼气末进行读数，因呼气末时呼吸肌松弛且胸腔内压稳定于静息水平，测量结果更为准确。

（三）有创动脉压监测

1. 定义

有创血压监测（invasive blood pressure monitoring，IBPM）是将穿刺管直接插入动脉内，通过测压管连接换能器，利用监护仪进行直接测压的监测方法。IBPM能连续、准确地提供动脉收缩压、舒张压以及平均动脉压的数据，是危重患者病情监测的重要方法。

2. 适应证

（1）存在或者潜在血流动力学不稳定患者。

（2）重症患者、复杂大手术的术中和术后监测。

（3）需低温或控制性降压者。

（4）需反复取动脉血样的患者。

（5）需用血管活性药进行调控的患者。

（6）特殊治疗需要开放动脉通路者。

3. 禁忌证

（1）相对禁忌证为严重凝血功能障碍和穿刺部位血管病变者。

（2）动脉炎或动脉血栓形成者。

（3）穿刺局部有感染。

（4）桡动脉穿刺前应进行Allen试验，阳性者不应做穿刺。

4. 注意事项

（1）妥善固定管路系统，避免受压、弯折、扭曲。

（2）管路系统长度适宜，管腔内无气泡，避免增加不必要的三通开关，以最大限度减少管路对测量的影响。

（3）有创血压测量的准确度与传感器位置密切相关。仰卧位时传感器固定于第4肋腋中线水平或胸骨角垂直向下5cm平面处；侧卧位时应固定于胸骨中段水平。

（4）当怀疑管道通畅有问题时，采用方波试验来进行判断。

（5）传感器位置改变，管道连续性断开、重新连接监护导线时，均应将传感器重新调零。

（6）监测时注意压力及波形变化，发现异常及时排查干扰因素。

（7）拔除动脉插管后，应按压穿刺点5分钟，对有出血倾向的患者适当延长按压时间。如遇出血，应继续按压或加压包扎。

三、神经系统监测

（一）疼痛

疼痛是因躯体损伤或炎症刺激，或因情感痛苦而产生的一种不适的躯体感觉及精神体验。

1. 疼痛评估原则

患者的主诉是诊断患者有无疼痛及疼痛程度的主要依据，要全面、动态地评估患者疼痛的发作、治疗效果及转归，并进行实时记录。具体原则：①应选择合适的评估工具。②根据患者疼痛程度、镇痛措施实施情况，进行综合评估。③评估应贯穿治疗的全过程。

2. 疼痛评估工具的选择

评估工具分为疼痛程度自评工具和疼痛程度他评工具。自评工具推荐使用数字评分(NRS)、口述分级(VRS)、改良面部表情疼痛评估(FPSR)、视觉模拟评分法(VAS)；他评工具推荐使用成人疼痛行为评估量表或小儿疼痛行为评估量表。

3. 疼痛评估时机

疼痛评估时机，分为定时评估和实时评估。

(1)定时评估：入院时或转入时；轻度疼痛(1~3分)者每日评估1次；中、重度疼痛(>4分)者每4小时评估1次。

(2)实时评估：当患者报告疼痛，或出现新的疼痛时进行评估；镇痛治疗方案更改后；给予疼痛干预治疗后，追踪评估。如果疼痛评估结果理想，则恢复常规评估。遵循"评估—干预—再评估"循环，直至达到疼痛评分<4分；当患者正常入睡时，则不需要进行疼痛评估，记录"入睡"。

4. 疼痛评估的内容

具体如下。

(1)疼痛程度：0分为无痛，1~3分为轻度疼痛，4~6分为中度疼痛，7~10分为重度疼痛。

(2)疼痛部位：评估疼痛发生的主要部位和发生放射性疼痛的部位。

(3)疼痛性质：评估有助于判断疼痛的病因及确定治疗方案。

(4)疼痛持续时间：评估疼痛开始发生和持续的时间。判断是间断性疼痛、间歇性疼痛或持续性疼痛。

5. 疼痛评估注意事项

(1)生理和行为不是反映疼痛的最敏感或特定指标。

(2)对不能交流的患者采用客观疼痛评估法。

(3)对具备交流能力的患者采用主观疼痛评估法。

(4)整个住院过程中对同一位患者应使用同一种主观或客观疼痛评估工具。

6. 记录

将评估的分值记录于体温单相应时间点的疼痛栏内，同时详细记录于疼痛评估单。

7. 疼痛管理目标

(1)患者疼痛评分≤3分。

(2)24小时内爆发性疼痛频率≤3次。

(3)24小时内需要药物治疗频率≤3次。

(二)躁动评估技术

躁动是一种伴有不停动作的易激惹状态，或是一种伴随着挣扎动作的极度焦虑状态。

1. 评估目标及时机

危重症患者处于最舒适和安全的镇静状态是 ICU 镇静治疗的重要目标之一，需要定时评估患者的镇静程度，便于调整镇静药物及其剂量，以达到预期目标。

2. 镇静评估方法

目前临床常用的镇静评估方法：Richmond 躁动－镇静评分（richmond agitation-sedation scale，RASS），Ramsay 评分（the Ramsay Sedation Scale，RSS），Riker 镇静－躁动评分（sedation-agitation scale，SAS）。

（1）RASS：此表适用于 ICU 镇静、镇痛患者，机械通气及危重患者。该量表共分为 10 个镇静等级，从 +4 分 ~ -5 分别代表患者从"有攻击性"到"昏迷"的程度，每个分值对应一种意识状态，其中 -3 ~ 0 级为轻度镇静水平，是临床上所期望的镇静水平；-5 ~ -4 级为过度镇静；1 ~ 4 级为镇静不足。RASS 评分登记划分较详细，医护人员只需要通过简单的观察、交流和刺激就能准确地评估出患者的镇静状态，结果客观。

（2）Ramsay 评分：此表适用于躁动患者、机械通气及危重症患者，对于听力损伤、神经损伤或使用麻醉药物的患者不适用。该评分表分为 6 个与神志有关的等级，分别反映 3 个层次的清醒状态和 3 个层次的睡眠状态。1 ~ 6 分对应患者从躁动到嗜睡的状态，其中 1 分为镇静不足，2 ~ 4 分为镇静满意，5 ~ 6 分为镇静过度。该评估方法受观察者主观因素的影响较大，不能及时准确地反映患者动态镇静深度，缺乏特征性指标以区分不同水平的镇静程度。

（3）SAS：此表适用于躁动患者、机械通气及危重症患者，但不适用于有听力障碍、神经损伤，以及使用麻醉药物或肌松剂的患者。该评分表共分为 7 个等级，根据患者 7 项不同的行为对其意识和躁动程度进行评分，医护人员通过言语和对患者身体的刺激评估患者的镇静等级，并调节镇静药物的用量以达到理想的镇静效果。SAS 评分难以准确描述患者的镇静深度，无刺激时患者表现为镇静或者非常镇静状态，但轻微的刺激患者即可表现出强烈的反应；无法连续对患者的镇静深度进行监测，医护人员主观因素影响大。

（三）谵妄评估技术

谵妄是多种原因引起的一过性的意识混乱状态，并伴有认知功能障碍。

目前临床常用的谵妄评估工具有 ICU 患者意识模糊评估法（confusion assessment method for the ICU，CAM-ICU），重症监护谵妄筛查单（ICDSC），护理谵妄筛查量表（Nu-DESC）等，其中 CMA-ICU 具有较高的敏感度和特异度，是 ICU 医护人员使用最为广泛的谵妄评估工具。

1. CAM-ICU

该量表可应用于 ICU 内因气管插管等原因而不能说话的患者，从意识状态的波动性、注意缺损、思维紊乱和意识清晰度 4 个方面对谵妄进行评估。

（1）意识状态的波动性：与基线状态相比，患者的意识状态是否发生急性改变或者在过去的 24 小时内是否有波动。

（2）注意缺损：评估方法包括字母法和图片法。字母法如出现≥10次错误则评估为阳性，而图片法如得分<8分则评估为阳性。

（3）思维紊乱：常用的评估方法有提问法和指示法两种，用来观察患者是否存在思维紊乱。

（4）意识清晰度：测试RASS水平。

如同时出现（1）和（2），再出现（3）和（或）（4）即可诊断为谵妄。

2. ICDSC

ICDSC适用于评估不同类型的谵妄患者，其评估内容包括8项。①意识变化；②定向障碍；③幻觉妄想精神障碍；④注意力障碍；⑤精神运动障碍；⑥不恰当的言语和情绪；⑦睡眠-觉醒周期紊乱；⑧症状波动。每个症状阳性记为1分，阴性记为0分，然后计算总分，总分≥4分提示存在谵妄。此量表缺点是特异度相对较低，评估过程中主观性较强。对气管插管或机械通气患者具有一定的局限性。

3. Nu-DESC

该量表从5个方面对谵妄进行评估：①定向力改变；②错觉或幻觉；③沟通障碍；④行为异常；⑤精神-运动性改变。每个症状阳性记为1分，阴性记为0分，总分>1分提示存在谵妄。

（四）亚低温治疗技术

亚低温治疗是一种以物理方法将患者的体温降低到预期水平而达到治疗疾病目的的方法，又称为冬眠疗法或人工冬眠，具体方法为降温毯+肌松冬眠合剂+呼吸机辅助呼吸，为目前国内外临床最常用的降温方法。一般将轻、中度低温（28～35℃）称为亚低温。研究表明，脑细胞损伤后早期实施亚低温治疗可以通过多种机制减轻神经元的损伤、降低脑组织耗氧量、减少脑组织乳酸堆积、保护血脑屏障、减轻脑水肿，进而改善预后。

1. 适应证

（1）颅脑创伤。

（2）脑缺血、脑出血。

（3）蛛网膜下腔出血。

（4）心肺复苏后。

（5）中枢性高热、惊厥。

2. 禁忌证

无绝对禁忌证，相对禁忌证有如下几项。

（1）高龄。

（2）严重心律失常。

（3）休克。

（4）颅内大出血。

（5）凝血功能异常。

（6）入院时中心体温低于30℃。

（7）对血管活性药物或支持治疗无效的休克。

（8）明确脑死亡患者。

3. 注意事项

（1）行心肺复苏后的患者，应尽早进行目标温度管理。

（2）目标温度管理的根本是温度控制，应密切监测体温变化。

（3）目标温度的持续时间：≥24 小时。

（4）复温速度控制在每小时 0.25~0.5℃，复温后核心体温应控制在 37.5℃以下，至少维持到复苏后 72 小时。

（5）关注目标温度管理诱导期、维持期、复温期各时间段目标控制管理的方法，以及可能出现的并发症。

（6）正确连接电源、导水管及传感器，导水管外用不导电的塑胶管包裹，以保证安全。

（7）使用时将冰毯铺于患者肩部到臀部，不要触及颈部，以免因副交感神经兴奋而引起心率过缓。

（8）使用冰帽时，双耳及后颈部应垫上干毛巾或棉布，以免发生冻伤。

（9）床单位潮湿时应及时更换，保证患者每 2 小时翻身一次。

（10）使用期间维持机器正常运转，当降温效果不良时，应检查管道是否松脱，水槽水量是否足够。

（五）复温监测技术

复温治疗是指通过机体自身产生的热量或从体外提供热源使患者体温得以恢复和保持正常体温，分为被动复温和主动复温。

1. 适应证

（1）治疗围手术期患者低体温。

（2）对创伤失血性休克患者，防止发生凝血功能障碍。

（3）CRRT 低体温患者的保暖。

（4）体温调节受损所致的低体温。

（5）微循环灌注不良、凝血功能紊乱。

2. 禁忌证

（1）对缺血的肢体加热可能会导致烫伤。

（2）急性炎症、血栓性静脉炎、外周血管疾病。

（3）失去分辨冷热能力的患者。

3. 注意事项

（1）升温毯不能重复使用。

（2）对儿童患者进行治疗时，必须有人看护。

（3）不得拆卸温度管理仪，以防触电。

（4）清洁时，不得将机箱或软管浸泡在液体中，以免损坏组件。

（5）不得使用酒精或其他溶剂清洗机箱，以免损坏标签和其他塑料部件。

(六)颅内压监测技术

颅内压监测技术是将导管或微型压力感受探头安置于颅腔内,另一端与颅内压监护仪连接,将颅内压力变化动态转变为电信号,显示于屏幕或数字仪上,并于记录器连续描记压力曲线的技术。脑室压测量操作简便、测压准确,在临床上应用较为广泛。

1. 适应证

(1)中重型颅脑外伤、脑出血、GCS 评分 8 分。

(2)头颅 CT 检查阳性,如脑挫裂伤、颅内出血等。

(3)多脏器损伤伴意识障碍。

(4)颅内占位性病灶清除术后。

(5)头颅 CT 检查阴性,但年龄>40 岁、收缩压<12kPa(90mmHg)、GCS 评分<12 分、去皮质或去大脑强直状态,有 4 项不利因素中的 3 项者。

2. 禁忌证

(1)清醒患者,GCS 评分>12 分。

(2)凝血功能异常。

3. 注意事项

(1)不可牵拉传感器,以免造成断裂;在校零时应避开强光源;传感器不接触有机溶剂或消毒剂,以免影响监测结果。

(2)加强专科护理,妥善固定引流管,保持引流管通畅,防止脱落、折曲、受压或倒置,保持导管密闭性,加强无菌操作,避免颅内感染。

(3)监测过程中注意排除干扰因素,待患者平静 5 分钟后再记录。

(4)颅内压监测时间一般为 3～5 天,最多不超过 7 天(Codman 引流管最长可达 10 天),时间过长将增加感染风险。

四、紧急救护技术

(一)手法开放气道技术

手法开放气道是指在没有辅助装置的情况下,以徒手的方式保持气道通畅。常用的三种手法包括仰头举颏法、仰头抬颈法和托下颌法。

1. 适应证

(1)紧急情况下的气道通气不畅。

(2)呼吸、心搏骤停。

(3)昏迷伴上呼吸道梗阻。

(4)头面颈部外伤。

(5)呼吸暂停综合征等。

2. 禁忌证

有颈部损伤者,可使用托下颌法,禁忌头过度后仰。

3. 注意事项

(1)对颈部外伤者只能采用双手抬颌法开放气道,不宜采用仰头举颏法和仰头抬颈法，以避免进一步造成脊髓损伤。

（2）避免牙关紧闭患者嘴唇或下颌软组织损伤。

（3）上述手法仍不能解除气道梗阻时，需及时清除呼吸道异物。

（二）呼吸球囊人工通气技术

呼吸球囊人工通气技术是危重患者在无法及时建立人工气道时临时替代的通气方法。当氧气进入球形气囊和储氧袋，通过人工挤压气囊打开前方活瓣，将一定浓度的氧气送入与患者口鼻贴紧的面罩内或气管导管内，以达到人工通气的目的。

1. 适应证

（1）人工呼吸：各种原因所致的呼吸停止或呼吸衰竭的抢救，以及麻醉期间的呼吸管理。

（2）患者转运：适用于机械通气患者做特殊检查、进出手术室等情况。

（3）紧急情况下临时替代：遇到呼吸机故障、停电等特殊情况时可临时替代。

2. 禁忌证

（1）中等以上活动性咯血。

（2）急性心肌梗死。

（3）未经减压及引流的张力性气胸、纵隔气肿。

（4）大量胸腔积液。

（5）严重误吸引起的窒息性呼吸衰竭。

（6）重度肺囊肿、肺大疱等。

3. 注意事项

（1）选择合适的面罩型号，固定松紧适宜，同时避免损伤患者皮肤黏膜。

（2）挤压呼吸球囊的同时，要确认患者胸廓是否起伏。

（3）及时清除口腔和咽喉的分泌物或异物，并确保气道充分开放。

（4）使用时注意潮气量、呼吸频率、吸呼比等，密切观察患者自主呼吸情况及生命体征变化。

（5）一般潮气量为 $8 \sim 12 mL/kg$，测定二氧化碳分压以调节通气量，避免通气过度。

（6）呼吸球囊使用后应严格消毒，待消毒后的部件干燥、检查无损坏后，将部件按顺序组装好备用。

（7）对清醒患者做好心理护理，解释应用呼吸球囊的目的和意义，缓解其紧张情绪。

（三）徒手心肺复苏技术

徒手心肺复苏是心肺脑复苏中，基础生命支持（basic life support，BLS）中的重要一步，主要是针对心脏、呼吸骤停者，通过胸部按压建立暂时的人工循环，促进心脏恢复自主搏动，采用人工呼吸纠正缺氧，从而确保心、肺、脑等重要脏器的血氧供给。

1. 适应证

任何原因引起突发呼吸、心搏骤停的患者。

2. 禁忌证

一般无禁忌证。

3. 注意事项

（1）发现患者心跳、呼吸停止，应立即进行心肺复苏。

（2）胸外心脏按压位置必须准确，按压力度要适宜。

（3）实施心肺复苏时，应松解患者的衣扣和裤带，避免引起内脏损伤。

（4）人工呼吸吹气量以胸廓起伏为宜，避免起伏过大引起胃扩张、胃胀气和呕吐。

（5）胸外按压与人工呼吸应严格按吹气和按压比例操作，以免影响复苏效果。

（6）对疑有颈椎骨折的患者，选用双手抬颌法开放气道。

（四）电除颤技术

电除颤主要指心脏非同步电复律，是用除颤仪将一定量的电能导入整个心脏，使一些异位性快速心律失常转复为窦性心律的一种电治疗方法。对已开胸患者，可将电极板直接放在心室壁上进行，称为胸内除颤。本节主要介绍胸外除颤，是指将电极板置于胸壁进行除颤的技术。

1. 适应证

（1）心室颤动、心室扑动等恶性心律失常。

（2）无法识别 R 波的快速室性心动过速。

2. 禁忌证

（1）作为必要的抢救措施，无绝对禁忌证。

（2）对已明确无心电活动者，除颤并无益处。

（3）除无条件者，应在心电监护下进行除颤。

3. 注意事项

（1）严格按照要求使用，保证操作安全有效。患者皮肤清洁，保持干燥。尽量避免在潮湿环境下操作。

（2）植入起搏器者，应注意避开起搏器部位至少 10cm。

（3）除颤前确定周围人员无直接或间接与患者接触。

（4）操作者身体不能与患者接触，不能与金属类物品接触。

（5）按要求放置除颤板，紧急情况下使用盐水纱布，以浸湿不滴水为宜。

（6）操作时除颤板要与患者胸壁紧密接触，操作者的双手同时按下放电按钮，在放电结束之前不能松动，以保证低阻抗。

（7）操作过程中，应严密监护和观察患者的生命体征并记录。

（8）定期监测，保持仪器完好备用。

第四节　神经外科围手术期护理要点

一、概念

围手术期是指手术患者从入院，经过术前、术中和术后，直至康复出院的全过程，又称手术全期。术前准备和术后护理是手术治疗的重要环节，术前准备的目的是通过采取各种措施，使患者心理、生理状态接近正常，以便更好地接受手术治疗；术后护理的目的是预防各种并发症的发生，促使患者早日康复。

二、护理常规

（一）术前准备

（1）心理护理：解释手术的必要性、手术方式及注意事项，鼓励患者的表达自身感受，教会患者自我放松的方法，鼓励患者的家属和朋友给予患者关心和支持。

（2）饮食护理：对择期手术者，根据情况给予高蛋白、高热量、高维生素、低脂、易消化、少渣食物；对不能进食者，遵医嘱静脉补充营养。术前4小时禁水、8小时禁食，以免引起术中误吸。

（3）术前检查：协助完善相关术前检查，包括血常规、尿常规、肝肾功能及电解质、心肺功能、CT、MRI等；术前备血。

（4）皮肤准备：根据手术方式及部位进行皮肤准备。

（5）适应性训练：术前指导患者练习床上大小便及便器的使用方法；经鼻手术患者练习张口呼吸等。

（6）呼吸道准备：吸烟患者戒烟，减少对呼吸道刺激，教会患者深呼吸及有效咳嗽的方法。

（7）生活护理：加强生活护理及相关健康教育，防止坠床、跌倒等意外发生，术前睡眠差及心理紧张者，遵医嘱给予镇静剂。

（二）术后护理

1. 常规护理

了解麻醉和手术方式、术中情况，切口和引流情况，根据需要给予吸氧、心电监测；对躁动患者给予床挡保护以防止坠床，必要时行保护性约束；严密监测患者的意识、瞳孔、生命体征、神经系统体征变化等，若在原基础上有异常改变，应高度重视，随时复查CT，排除是否有颅内出血。

2. 体位护理

（1）全麻未清醒者去枕平卧，头偏向健侧；全麻清醒后抬高床头30°~45°。

（2）脊柱手术者，翻身时应轴性翻身，头颈和脊柱的轴线保持一致。

（3）后组颅神经受损、吞咽功能障碍者，应取侧卧位。

（4）较大肿瘤术后患者，瘤腔应保持高位。

（5）经鼻蝶入路手术者，术后应取半坐卧位。

（6）婴幼儿行脑脊膜膨出修补术者，术后切口应保持在高位。

（7）开颅术后患者应取健侧卧位，幕下开颅术后患者应轴性翻身，避免扭转脑干，造成呼吸骤停。

3. 切口观察及护理

观察穿刺部位及切口有无渗血、渗液，出现异常及时通知医生更换敷料。

4.观察颅内情况

观察患者意识、瞳孔、生命体征变化，结合头痛的部位、性质等综合判断，给予积极治疗。

5.呼吸道管理

协助患者定时翻身、叩背，行机械辅助排痰，及时清理呼吸道分泌物，保持呼吸道通畅，注意观察患者呼吸频率和幅度、血氧饱和度变化。

6.营养与补液

清醒患者术后1日进流食，对昏迷患者遵医嘱给予鼻饲流食。补液速度要均匀、不能过快，补液量不可过多，以免引起脑水肿。

7.止痛与镇静

开颅术后患者如诉头痛，应分析头痛的原因，及时通知医生，对症处理。

(1)切口疼痛，发生在术后24小时内。

(2)颅内压增高引起的头痛，发生在脑水肿高峰期，即术后3~5天。

(3)术后血性脑脊液刺激脑膜引起的头痛，需行腰椎穿刺术引流血性脑脊液。

(4)脑脊液外漏或脑脊液引流过度，导致颅内低压引起的头痛，可以缝合漏口、抬高引流瓶位置、鼓励患者饮水、取头低位或向椎管内注射生理盐水。

8.癫痫预防与护理

(1)癫痫的预防：①术后给予抗癫痫药物治疗，防止癫痫发作；②注意观察有无癫痫发作的先兆表现，及时通知医生处理。

(2)癫痫的护理：①癫痫发作时将患者头偏向一侧，迅速解开衣领、裤带，将软物垫于上下牙齿之间，以防咬伤舌头，加置床栏，防止坠床；②保持呼吸道通畅，如有呕吐物及时清理；加大氧气流量，遵医嘱缓慢静推地西泮，注意观察患者呼吸变化；③不可强行按压抽搐的肢体，以防脱臼及骨折；④减少不必要的声光等刺激，保持病室安静；⑤密切观察抽搐发作的情况并记录，特别注意瞳孔、意识、抽搐部位和持续时间、间隔时间。

9.颅内压增高的观察与护理

(1)一般处理：嘱患者卧床休息，抬高床头30°~45°，吸氧，清淡饮食，每日食盐量<2g，补充水分；加强心理护理，避免因情绪波动引起颅内压增高，保持呼吸道通畅，避免剧烈咳嗽，预防便秘，预防和控制癫痫。

(2)密切观察瞳孔、生命体征的变化，观察有无头痛、呕吐、视盘水肿的症状，必要时及时复查CT，有条件者行颅内压监测。

10.功能锻炼

对肢体活动障碍、失语患者，早期给予功能锻炼，向患者及家属讲解术后康复知识。

11.其他

做好患者的三短六洁、口腔护理、会阴护理等。

（三）引流管护理常规

1. 保持通畅

（1）护理操作：见表 2-1。

表 2-1　不同引流管的护理要点

管路类型	放置位置	拔管时间	注意事项
脑室引流管	高于侧脑室 10～15cm	术后 3～4 天，在使用抗生素情况下可适当延长至 10～14 天	引流速度不能过快，每天引流量<500mL，拔管前 1 天试行抬高引流袋或夹闭引流管 24 小时，了解是否有颅内压增高表现
创腔引流管	早期高度与头部创腔一致	术后 2～4 天	48 小时后根据引流液性质决定引流袋高度。若量较多、色浅，应适当抬高引流袋；引流物呈血性且色深时，引流袋低于创腔
硬膜外引流管	引流袋低于创腔	术后 1～2 天	可适当给予负压引流
硬膜下引流管	引流袋低于创腔 30cm	术后 3～5 天	必要时让患者吹气球
腰大池引流管	引流袋高于耳郭上 10～15cm	术后 7～10 天	控制引流速度，每分钟滴速不超过 5 滴，每日引流 200～300mL，预防感染及时送检脑脊液
脓腔引流管	引流瓶低于脓腔 30cm	待脓腔闭合时拔除	待术后 24 小时创口周围初步形成粘连后方可进行囊内冲洗

保持引流管通畅的操作：①定时检查引流管，保持引流通畅，勿折叠、扭曲、压迫、堵塞管道。②每日倾倒引流液，及时观察并记录引流量、颜色、性状。

（2）引流不畅的常见原因：引流管过细，被血凝块、破碎脑组织堵塞；引流管放置过深，盘曲于创腔内，引流管的侧孔贴附于脑组织；脑组织水肿及颅内血肿，压迫包裹引流管；脑室引流不畅可能由于颅内压过低。

（3）引流不畅的处理：调节引流管开关，适当放低引流瓶增加压力梯度，可挤捏引流管、旋转或适当退出引流管；必要时应行 CT 检查，排除异常情况，应警惕颅内血肿。

2. 妥善固定

（1）引流管应进行二次固定，固定长度适宜，给予患者适当的活动空间。

（2）进行翻身等护理操作时必须先将引流管安置妥当，避免意外发生。

（3）告知患者及陪护人员引流管的重要性，预防非计划性拔管，若引流管不慎脱出，切勿自行处理，应立即通知医生。

3. 预防感染

（1）翻身、活动时应先夹闭引流管，以免引流液逆流；及时倾倒引流液，以防因液面过高所致的逆行感染。

（2）加强无菌操作。

（3）合理应用抗生素。

4. 观察并记录

（1）观察引流液的性状、颜色、量，正常情况下手术当天引流液为暗红色，以后引流液逐渐变浅。若术后24小时后仍有新鲜血液流出，应通知医生，及时处理。

（2）观察放置引流管处伤口敷料情况，如有渗出，及时更换。

（3）观察患者生命体征，有无颅内压增高或降低征象。

5. 拔管

拔管后注意观察意识、生命体征的变化以及置管处有无脑脊液漏。

（四）急危重症的观察及处理

1. 脑疝

（1）观察要点：包括以下几方面。①观察有无剧烈头痛：头痛进行性加重，且伴恶心、喷射性呕吐；②观察瞳孔变化：观察两侧瞳孔是否等大等圆，对光反射的灵敏度；③观察意识情况：通过交谈、疼痛刺激及肢体活动情况来判断意识障碍程度；④观察生命体征：血压升高、脉搏变慢、呼吸深慢，是颅内压增高的早期症状。

（2）处理措施：①发现脑疝先兆的症状，给予脱水药物，降低颅内压；②迅速做好术前准备，以便进行手术治疗；③对呼吸停止者应迅速行气管插管术，并使用简易呼吸器辅助呼吸；④对血肿部位已确定的患者，情况紧急时配合医生行血肿腔穿刺外引流；⑤对颅内压增高患者一般禁忌腰穿和高压灌肠。

2. 脑出血

（1）观察要点：①出血多发生于术后24～48小时内；②有幕上血肿时的症状：意识障碍加深、患侧瞳孔进行性散大、血压增高、脉压增大、呼吸深慢、脉搏缓慢等；③脑室内术后出血：高热、抽搐、昏迷、生命体征严重紊乱。

（2）处理措施：①严密观察引流液的颜色和量；②动态观察患者的意识、瞳孔、生命体征、神经系统体征等，若在原有基础上有异常改变应高度重视，及时复查CT，排除颅内出血；③遵医嘱给予止血类药物，必要时行血肿清除术。

3. 术后感染

（1）观察要点：包括以下几方面。①切口感染：多发生在术后3～5天，临床表现为患者感到切口再次疼痛，局部有明显红、肿、压痛及脓性分泌物，头皮所属淋巴结肿大。②颅内感染：多发生在术后3～4天，临床表现为头痛、呕吐、发热、嗜睡，甚至出现谵妄、抽搐，脑膜刺激征阳性，腰穿脑脊液浑浊，白细胞增加并可查见脓球。③肺部感染：多发生在术后1周，肺部感染如不能及时控制，可因高热导致或加重脑水肿甚至发生脑疝。

（2）处理措施：①保持伤口敷料清洁干燥；②保持呼吸道通畅；③加强无菌操作，避免引流液逆流引起感染；④合理使用抗生素；⑤遵医嘱给予物理降温或药物降温，密切监测体温变化。

第五节　神经外科加速康复护理

一、术前护理

（一）术前评估

加速康复外科（enhanced recovery after surgery，ERAS）的核心是减少应激、预防并发症。除了手术本身的风险、麻醉风险，还有其他诸如肺部感染、消化道黏膜病变、静脉血栓等潜在风险。为了最大限度地降低风险发生，在手术前要对患者进行全方位的评估，预测风险、防患于未然。

（二）ERAS健康宣教

医护一体术前评估患者手术风险及耐受性，主要包括营养状况、KPS评分、HAD焦虑抑郁评估、静脉血栓风险评估、术后恶心呕吐评估、压疮风险评估等，根据患者术前不同身体状况及评分值实施个性化护理。发放加速康复健康宣教手册，进行术前谈话和宣教，讲解术前、术后的各种优化护理措施，便于患者配合术后康复及早期出院计划，让患者及家属认识到自身在此计划中的重要作用，缓解其紧张焦虑情绪，促进患者早日康复。

（三）禁食禁饮

美国麻醉医师协会（ASA）对术前禁食禁饮的相关指南进行了修订，主张缩短禁食禁饮的时间，指南规定：任何年龄的患者术前6小时禁固体食物、术前2小时禁饮。依据ERAS理念，在循证医学证据提示下，术前2小时饮水的患者接受手术时既不增加麻醉风险又可减轻患者不适。有文献报道，在胃肠外科、骨科等加速康复领域术前2小时选用口服12.5%碳水化合物，在神经外科ERAS选用12.6%的术前即饮口服糖（麦芽糊精果糖饮品，又名素乾），素乾不含蛋白质、脂肪、乳糖和膳食纤维，口感舒适，在胃中90分钟内排空，效果优于12.5%碳水化合物。神经外科ERAS手术患者术前进食的方案为：术前2小时口服素乾400mL，并在口服素乾前监测空腹血糖，然后入手术室前再次监测血糖值变化，糖尿病患者可用白开水代替。临床结果表明，术前口服素乾能有效减轻患者口渴不适感，能有效地减轻术后胰岛素抵抗，从而避免术后高血糖以及并发症的发生，增强机体的免疫功能，加快患者术后恢复，缩短住院时间。

（四）肺保护

临床上通常以全麻气管插管麻醉方式进行开颅手术，气管插管属于侵入性操作，气管套管直接压迫咽喉黏膜使其充血水肿，损害了咽喉部的防御机制，定植于咽喉部的细菌可随插管系统进入下呼吸道诱发感染。对ERAS手术患者，术前应进行一系列肺部干预护理措施。

（1）采取爬楼梯、吹气球进行肺功能锻炼。爬楼梯运动时心率控制在最佳负荷值范围（120～150次/分或180-年龄）。吹气球锻炼简单、易行，患者可以根据自身的情况来调整呼吸功能锻炼的频率和深度。每次锻炼的时间以患者不感觉疲劳为限，每次锻炼 15 ~ 20 分钟，每日 2 ~ 3 次。

（2）术前 1 天开始用漱口液在三餐后及睡前漱口，术前 2 小时喝完素乾后再次漱口，以保持口腔清洁。

（3）术前 1 天遵医嘱给予药物盐酸氨溴索、布地奈德。通过术前气道肺部干预护理措施的实施，可有效减少术后肺部并发症的发生。

（五）皮肤准备

美国疾病控制与预防中心（CDC）要求，除非毛发妨碍手术操作，否则最好保留术野的毛发。目前很多研究认为，手术区皮肤准备时剃除毛发可造成肉眼看不到的表皮损伤，而成为细菌生长繁殖的基础和感染源。ERAS 方案中，患者在术前一日洗澡，做好头部皮肤准备。选择局部剃发，将切口处两侧 2cm 范围的头发剃净，用温水清洗其余头发，最好选用温和的洗发水，然后用 0.5% 醋酸氯己定溶液浸泡头发，待干后，将切口两边头发分组梳理成小辫，使头发整齐以免手术中进入术野，术区皮肤进行碘附消毒，最后佩戴一次性无菌帽。改进备皮方式既降低感染机会，又满足患者对外观形象的要求，同时提高了患者满意度。

（六）肠道准备

神经外科手术患者未涉及胃肠道，术前肥皂水灌肠造成干预过度，患者心理及身体的不适增加了围手术期应激反应，不利于术后康复。入院时对 ERAS 患者进行饮食指导，嘱其适当增加粗纤维饮食、新鲜蔬菜水果，适当的运动，增加肠蠕动，促进患者排便。术前评估患者排便情况，对 2 天以上未排大便者，采用开塞露诱导等方法，尽可能让患者术前排便一次，避免手术当日因卧床等因素，造成排便困难引起患者不适，同时降低因便秘诱发颅内出血的风险。

（七）术前营养处理

术前进行营养评估，包括 NRS2002 营养风险筛查、身体测量分析、主管全面评定（SGA）、实验室检查等。ERAS 方案中，嘱患者术前 6 小时禁食固体食物，如果患者无糖尿病史，术前 2 ~ 3 小时给予 400mL 含 12.5% 纯碳水化合物的饮品，这样可以缓解其饥饿、口渴及焦虑情绪，缓解高分解代谢，降低术后胰岛素抵抗和高血糖的发生率，减少术后氮和蛋白质损失，维持肌力，使患者尽快康复。

（八）术前访视

手术室护士前访视时根据术前 HAD 量表所测患者焦虑、抑郁评分及等级，分析其不良情绪产生的原因和影响，并根据不同心理状态给予不同的疏导，从而缓解患者的不良情绪，平稳渡过围手术期，加速患者术后的康复。

（九）术前麻醉管理

为了保障手术患者在围手术期的安全，增强患者对手术和麻醉的耐受能力，避免或减少围术期的并发症，应认真做好麻醉前的评估、优化和宣教工作。

1. 术前评估

（1）全面的病史采集。

（2）和患者仔细交谈。

（3）详细的体格检查。

（4）呼吸道评估。

（5）心肺功能评估。

（6）麻醉风险评估（ASA 分级）。

（7）了解手术方案并制订相应的麻醉计划。

（8）签署知情同意书。

2. 优化

（1）对贫血的原因进行评估并进行相应的治疗，达到 Hb≥100g/L。

（2）控制高血压，达到 SBP≤21.33kPa（160mmHg），DBP≤12.67kPa（95mmHg）。

（3）控制高血糖，达到空腹血糖≤8mmol/L。

（4）停用阿司匹林或华法林 1 周，对血栓高危患者可使用普通肝素或 LMWH 替代。监测 INR 和 APTT，必要时输注血浆制品以改善凝血。

（5）术前疼痛评估，适当行镇痛治疗。

3. 宣教

应进行以下内容的宣教。

（1）可能采取的麻醉方式。

（2）麻醉中可能出现的相关并发症及解决方案。

（3）术后的镇痛策略。

（4）康复各阶段可能出现的问题及应对策略。

（5）围手术期需要患者和家属配合的事项。

二、术中护理

（一）预防低体温

（1）患者进入手术室前 30 分钟将室温调整至 22～23℃。

（2）提前 10 分钟用加温设备对手术床及棉被加温，并在术中持续使用加温设备维持正常体温，同时根据术中温度监测及时调整加温设备的温度。

（3）静脉输注的液体用静脉输液加温器进行加温；如需输血，用静脉输血加温器对血液进行加温；术中使用的冲洗液在加温柜中进行加温。

（二）预防下肢深静脉血栓

（1）尽量避免下肢穿刺，避免反复穿刺。

（2）及时输血治疗，患者术中失血过多出现血容量不足时，会释放大量的凝血酶，激活前凝血酶物质，导致凝血-纤溶系统失衡，造成血液黏度升高，使得血液处于高凝状态，会增加血栓发生风险。

（3）间歇式充气压力仪：在不影响手术操作的前提下，为患者佩戴间歇式充气压力仪，按照仪器的使用要求进行间歇式按摩。

（4）行下肢按摩：巡回护士在不影响手术操作的前提下，每隔 30 分钟由小腿向大腿方向为患者进行肌肉按摩。

（三）预防感染

（1）按照手术部管理规范及要求，严格限制手术间参观人员，并有效落实。

（2）手术间自净期间，限制手术人员出入。

（3）建立 ERAS 患者手术用物准备一览表，提前准备手术中所用物品，减少人员进出手术间次数，以保持手术间的空气洁净度。

（4）麻醉后留置尿管：在麻醉后留置尿管，避免患者紧张情绪以及不适感。严格无菌操作，利用无菌体腔导入液充分润滑尿道口，减轻尿管对黏膜的刺激和插管时的阻力，同时可减轻术后尿管拔出时的刺激。

（5）使用抗菌可吸收缝线进行硬脑膜、帽状腱膜、肌肉及皮肤的缝合。

（6）术中冲洗液用输液器接取，避免从瓶口倒取时引起污染。

（四）保护皮肤及肢体功能

（1）根据术前"手术患者压伤风险评估表"判断风险等级，有利于手术室护士了解患者发生压疮的风险，提前做好皮肤及肢体神经损伤的预防。

（2）根据术中、术后"手术患者压伤风险评估表"判断风险等级，有利于手术室护士与病房护士的交接，使病房护士了解患者术中情况，进一步做好术后皮肤及肢体神经损伤的预防，体现压伤预防的连续性。

（六）麻醉管理

1. 术前禁食水

患者术前 6 小时禁食固体食物，手术 2 小时前饮用清质营养液 400mL，术前 2 小时内禁食水。

2. 麻醉准备

（1）患者入室后开放两路外周静脉通路，必要时行深静脉穿刺置管。

（2）连接监护仪，监测 HR、ECG、BP、SpO_2、体温、麻醉深度。

3. 麻醉前用药

（1）减少分泌物：长托宁 0.5mg。

（2）调节应激：地塞米松 10mg。

（3）预防恶心、呕吐：托烷司琼 3mg。

（4）预防应激性消化道溃疡：质子泵抑制剂可抑制胃酸分泌。

4. 麻醉方法

（1）麻醉诱导：2% 利多卡因 1mL、丙泊酚 2mg/kg、罗库溴铵 0.6mg/kg、芬太尼 2μg/kg。

（2）呼吸机参数设置：潮气量 6～8mL/kg，频率 12～15 次/分，吸入氧浓度 80%，30 分钟后根据动脉血气分析结果调整呼吸参数。

（3）麻醉维持：丙泊酚 4～10mg/(kg·h)持续静脉泵注或七氟烷持续吸入，瑞芬太尼 0.05～0.2μg/(kg·min)持续静脉泵注，间断追加罗库溴铵(术中行神经电生理监测者不再追加)。

（4）头皮局麻：切皮前用0.2%罗哌卡因行头皮局部浸润麻醉。

5. 术中监测

（1）持续监护HR、ECG、有创动脉压、SpO_2、体温、麻醉深度监测、心功能监测、肌松监测，必要时行动脉血气分析。

（2）术中维持脑电意识深度在40～60，MAP不低于基础值20%，SpO_2＞90%，SVV＜13%，$PaCO_2$在4～4.67 kPa（30～35mmHg）。

6. 液体管理

（1）首选平衡盐晶体液，根据容量监测指标如每搏量变异度（SVV）等进行目标导向容量治疗，尽量避免术中过多的液体输入。

（2）如果患者没有血容量不足的证据，可适当使用血管活性药维持血流动力学稳定。

（3）若Hb≤80g/L，则输注红细胞悬液。

7. 血糖控制

术中监测血糖，必要时使用胰岛素控制血糖（≤10mmol/L），但应注意避免低血糖。

三、术后护理

（一）术后恶心、呕吐评估

术后恶心、呕吐（postoperative nausea and vomiting，PONV）是外科手术，尤其是神经外科开颅手术后常见并发症，术后24小时内恶心、呕吐的发生率可达60%。PONV不仅增加患者的不适感，而且可能引发更为严重的后果，包括：诱发颅内出血、误吸性肺炎、水电解质紊乱、营养不足、切口裂开感染等，延长患者住院时间和增加医疗费用。

（1）PONV风险评分量表：术后恶心、呕吐（PONV）是指术后24小时内发生的恶心、呕吐，可引起营养缺失、水电解质紊乱、抵抗力下降、误吸性肺炎、增加术区出血风险，也是患者恢复慢、住院时间延长和医疗费用增加的因素之一。

（2）PONV原因主要包括个体差异、麻醉用药、颅内压变化、血性脑脊液刺激等。应通过PONV风险评分量表评估患者术后发生呕吐的风险性，对高危患者合理选用注射麻醉药物，尽量减少术中和术后阿片类药物的用量，并且术中及术后直接给予预防呕吐药物治疗。如患者采取全麻加局麻的方式，应减少全麻药量，降低PONV的发生率。术后根据呕吐视觉模拟评分法（VAS），中度以上者给予药物治疗。

（二）术后疼痛管理

神经外科术后除了切口疼痛外，脑水肿或脑出血等颅内压增高、手术后脑脊液流失等原因造成的低颅压、血性脑脊液刺激均可以导致头痛，还有一些其他因素（比如包扎过紧）也可导致头痛。术后无痛不仅改善患者感受、减少痛苦，而且可以减少疼痛应激反应，是加速康复的重要内容。

首先必须准确判断引起患者头痛的原因。除了切口疼痛外，常规手术后最常见的头痛原因为低颅压，为缓解症状要求液体量充足，并保持适当的体位。颅内压增高和血性脑脊液刺激所致头痛多和手术相关，应及时复查术区颅内情况。

（三）术后营养支持

早期进食，可以维护肠黏膜正常功能，促进肠黏膜细胞生长因子的产生和碱性磷酸酶的活性，增强肠道黏膜的修复，改善免疫功能，并且也有助于调整肠道菌群，减少因菌群紊乱而加重肠道细菌易位。

术后应尽早开始正常食物摄入或肠内营养。一般术后 4 小时患者清醒后就可以开始饮水，术后 6～12 小时开始进流食，术后 6～24 小时予肠内营养液 250mL 并开始进食其他流食，术后 12～48 小时给予肠内营养液 500mL 并增加软食，术后 48 小时基本恢复正常饮食。如果术后三天患者未恢复正常饮食，可继续服用肠内营养液以增加摄入量。此外，早期下床活动亦可促进机体合成代谢，有助于营养物质的消化吸收，促进患者快速康复。

（四）术后麻醉管理

1. 术后随访

（1）了解患者康复情况及麻醉相关并发症等，提出治疗建议。

（2）术后疼痛治疗。

（3）鼓励患者早期进食和下床活动。

2. 术后恶心、呕吐的预防与处理

（1）手术切口用罗哌卡因局部浸润麻醉。

（2）首选静脉全身麻醉药丙泊酚，减少吸入全身麻醉药的用量。

（3）使用短效阿片类药物如芬太尼和瑞芬太尼。

（4）使用抗呕吐药物（如 $5-HT_3$ 受体拮抗剂）和地塞米松。

（五）术后护理管理

1. 风险评估

对患者进行 Braden 和 DVT 评估，根据评分结果采取有效的护理措施。手术结束后一天 2 次给予气压泵治疗，嘱患者下肢主动、被动屈曲活动，术后第 1 天下床活动以预防深静脉血栓的形成。

2. 管道护理

ERAS 理念是选择性地应用各类导管，尽量减少使用或尽早拔除，有助于降低感染等并发症风险，减少对患者术后活动造成的影响。

3. 早期活动

能保持全身肌肉的正常张力，促进身体各个系统的新陈代谢及血液循环，促进组织损伤的再生、修复和功能重塑；减少肺部并发症、下肢静脉血栓形成等术后并发症；增加身体协调能力和自理能力。ERAS 患者术后制定每日活动计划应包括以下几方面。

（1）患者全麻清醒后指导其进行床上肢体主动运动，如翻身、双下肢屈曲、伸直、踝泵运动。

（2）术后第 1 天患者即可将床头升高、半卧位、自主进食，协助患者床旁小范围活动。

（3）根据身体状况，患者的活动时间及活动量可逐渐增加，活动时由护理人员监督并协助。

4. 早期停止输液

术后在限制液体的基础上，严密监测血容量和尿量，根据患者具体情况及各项生理指标变化制定补液计划。ERAS 患者术后第 1 天每日补液量在 2000mL 左右，从术后第 2 天逐渐减少补液量（静脉补液量控制在 1000mL 左右），同时鼓励患者早期进食，补充身体需要的能量，保障正常的胃肠功能。术后第 3 天即可停止输液，液体输入量的减少可降低输液反应的发生率。

5. 出院评估

评估患者有无头痛、头晕、恶心、呕吐、发热，评估手术切口愈合情况，再次评估患者的营养状况、KPS、HAD 评分状况，发放住院期间满意度调查表，讲解出院后相关注意事项，核对家庭住址信息及联系方式以便出院后随访。

第三章

神经外科特殊治疗技术

第一节　立体定向技术

一、概述

神经外科立体定向术(neurosurgical stereotactic operation)简称脑立体定向术。它利用三维空间中点的立体定向原理将颅腔模拟为一个有限空间，通过影像学定位和测算，确定脑内靶点(某一结构或病变)在颅内的坐标，借用立体定向仪器上的固定系统和导航系统将特殊手术装置置入靶点，进行毁损、慢性电刺激、脑内神经细胞介质测定、细胞移植、取组织等操作，达到研究、诊断、治疗疾病的目的。

立体定向系统包括有框架立体定向系统和无框架立体定向系统。有框架立体定向系统包括固定系统和导向系统，也称脑定向仪，经过多年不断改进，目前其精度高、使用方便，可与 CT、MRI、DSA 等相配套。常见的有 CRW 定向仪、Leksell 定向仪、Riechert-Mundinger 定向仪、彬田定向仪等。近年来，国产定向仪有一定的发展，如 ASA-602 定向仪、XZ-V 定向仪、IJF1 定向仪等，对我国的立体定向外科发展起到了积极作用。无框架立体定向系统由 Robert 等开创，他们在 1986 年利用声波经计算机软件处理定位后进行开颅手术。随着影像技术和设备的改进，术中实时扫描影像导航手术和功能性影像导航手术也在不断发展。

二、手术流程

手术流程包括：术前准备—局麻下安装定位框—影像学扫描—计算机辅助下通过导航软件定位—确定靶点位置及坐标—实施手术—达到研究、诊断、治疗等目的。

三、临床应用

(一)运动障碍性疾病

立体定向技术可治疗帕金森病、特发性震颤、肌张力障碍、舞蹈病等，目前应用较多、较广、疗效较好的是帕金森病。

(二)癫痫

原发性癫痫、颞叶癫痫伴攻击行为或不能进行典型病灶切除者、难治性癫痫，均可选择立体定向技术对病灶行毁损或电刺激来阻断癫痫冲动的传导通路，如杏仁核、Forel-H 区、海马、扣带回、下丘脑后部、膈区等。主要的手术方式有立体定向毁损术、脑深部电刺激术、迷走神经刺激术及近年来新开展的慢性小脑刺激术。

(三)疼痛

各类恶性疼痛、慢性疼痛、癌性疼痛及其他各种治疗无效的疼痛疾病，可应用立体定向技术来治疗。其原理为破坏痛觉传导通路，或刺激与疼痛相关的神经核团以调节疼痛中枢的功能。

(四)精神疾病

精神外科已有 100 多年的历史，目前大多采用立体定向毁损术来治疗难治性精神疾病，主要毁损靶点有杏仁核、伏隔核、内囊前肢、扣带回、尾状核下神经束等。慢性电刺激治疗精神疾病也有一定进展。目前报道的有慢性小脑刺激、丘脑刺激、双侧内囊前肢刺激等。其适应证包括情感障碍性精神病、精神分裂症、顽固性神经症（强迫症、焦虑症、抑郁症、恐惧症、神经性厌食症）、癫痫性精神障碍。

(五)颅内占位性病变

对于颅内深部病灶、小病灶或位于重要功能区的病变，直接开颅手术存在定位不准确、创伤大等缺点，借助立体定向技术精确定位，然后再采用穿刺活检、抽吸、切除等。

四、术后并发症

术后并发症包括颅内出血、颅内感染、脑水肿、癫痫等。

第二节　血管内治疗技术

血管内治疗即神经介入治疗，是利用人体血管的自然通道，在 X 线电视监视下，对脑血管病进行直接治疗的方法。神经介入技术对整个医学来说，是一门新兴技术，从 1970 年尝试开始到 1991 年 GDC 诞生都属于探索阶段。近十几年来，由于材料学的发展以及新型机器的发展，此技术也取得了飞快发展，由原来的备选治疗方法，逐渐成为脑血管治疗的首选。神经介入技术在微创和安全的指导思想下走过了不算太长但是进步很快的一段历程。今天，神经介入治疗脑血管病技术已经成为神经外科、神经内科治疗脑血管的重要手段，并逐渐发展成为一门独立学科，神经介入治疗脑血管病将得到更加广阔的发展。

一、缺血性介入技术

缺血性脑血管病根据症状的缓急分为慢性血管狭窄病变和急性缺血性卒中，根据病变位置不同，治疗方法和策略也不同。

（一）慢性血管狭窄病变

（1）颈动脉狭窄：严重的颈动脉狭窄采用内膜剥脱术治疗已经有足够的循证学证据，效果优于单纯药物治疗。颈动脉支架从诞生开始，就得到广泛的推广和使用。

（2）颅内动脉狭窄：颅内支架成形术可能是与抗栓治疗、搭桥手术并驾齐驱的重要治疗方法，但术前进行效益和风险评估是必要的。

（3）椎动脉和锁骨下动脉狭窄：这两个部位的狭窄并不多发，目前治疗的适应证还没有统一的标准，需要进一步探索。

（二）急性缺血性卒中

（1）动脉溶栓：对大脑中动脉闭塞导致的 6 小时之内的脑卒中患者可以行动脉溶栓，对于静脉溶栓有禁忌证（如近期做过手术）的患者进行动脉溶栓是合理的，对于有 rt-PA 静脉溶栓适应证的患者不要先考虑动脉溶栓。动脉溶栓治疗需在能紧急进行脑血管造影、具有合格的专业介入医师、有经验的脑卒中中心进行，设备需达到进行动脉溶栓的国家标准。

（2）机械取栓：发病时间>6 小时，充分评估后，行动脉取栓术，是大动脉闭塞治疗的首选。

二、出血性介入技术

出血性介入技术主要是利用血管通道，将不同的栓塞材料送到异常病变内，使血流无法进入到异常病变内，从而达到防止出血的目的。

1. 脑动脉瘤

脑动脉瘤是神经介入最早能够治疗的疾病，早期存在的争议是开刀好还是介入好。2002 年 ISAT 试验初期结果和 2014 年长期结果的公布，介入治疗的效果已经得到肯定，而且随着新型支架和栓塞材料的出现，现代介入技术和 10 年前已经大不相同，目前介入治疗已经成为动脉瘤治疗的首选。

2. 硬脑膜动静脉瘘

硬脑膜动静脉瘘（dural arteriovenous fistula，DAVF）始终是治疗的难点，无论手术还是早期的介入技术，治愈率均很低。随着 Onyx 和各种新型微导管的出现，到位率大大增加，DAVF 的治愈率大大提高，介入技术成为治疗的绝对首选。

3. 动静脉畸形

对于动静脉畸形的治疗存在争议，尤其是对没有出血的畸形，介入治疗方法只是治疗的一个选择，是综合治疗方法中的一种，有很大优势。

4. 外伤性海绵窦瘘

介入技术历来是治疗外伤性海绵窦瘘（carotid-cavernous fistulas，CCF）的唯一选择，从最简单的可脱球囊到弹簧圈和胶的综合使用，再到覆膜支架的使用，针对不同类型的 CCF 可以采用不同的办法，治愈瘘的同时保留载瘤动脉的通畅。

第三节　神经导航技术

在神经外科领域，有相当一部分疾病（如脑干肿瘤、丘脑肿瘤等）的病灶位于脑深部，病变周围是重要的神经结构及血管。神经导航系统为解决这些难题提供了重要的辅助手段及可靠的技术支持。

一、手术原理

神经导航技术是在手术过程中跟踪手术器械的位置并实时显示，使手术者知道手术工具相对患者解剖结构的具体位置，引导手术安全进行；同时手术导航系统能显示病变的准确位置、形状及大小，帮助术者选择最合适的手术入路，避开重要的解剖结构，并指导术者彻底、安全地切除病灶。

二、构成及工作程序（以 Stealth Station TREON 为例）

Stealth Station TREON 导航系统主要由以下三部分组成：专业的图形工作站、红外跟踪定位系统、参考环和导航工具。

Stealth Station TREON 系统完成导航手术的程序具体分为术前计划、术中设置、注册成功、术中导航、术后记录。

1. 术前计划

（1）贴标：术前一日，根据患者手术体位，在头皮上粘贴标志贴（marker）4～10 个。标志贴应接近并覆盖病变区域，不要位于同侧及同一轴位平面，尽量贴放在头皮移动较小的部位，如乳突、顶结节等处。

（2）获得影像资料：进行 1～3mm 的 CT 或 MRI 无间断扫描，将扫描数据通过媒介或 DICOM 接口输入图形工作站。

（3）影像资料处理：利用工作站软件进行头皮、病灶、脑室等结构的三维图像重建，确定病灶的准确位置和边界，并设计最佳手术入路，在三维图像上确定头皮标志贴的顺序。

2. 术中设置

（1）安置导航设备：固定手术床，按常规麻醉患者，用 Mayfield 头架固定头部，安置参考环等装置，调整红外追踪摄像头，使参考环与摄像头之间无物体遮挡。

（2）注册配准：连接有线导航探针，在参考环的注册点进行注册，然后用有线探针按标记顺序逐一注册头皮标志贴，使影像资料与患者的实际头位配准，导航系统自动计算平均注册误差，此误差应确保在 4mm 以内。

（3）设计头皮切口：实时导航下，用有线探针在患者头皮上勾画出病变投影，据此确定头皮切口。

3. 注册成功

注册成功后撤去参考环、导航探针、头皮标志贴。

4. 术中导航

（1）按常规消毒、铺巾，换上无菌参考环、导航探针。

（2）常规开颅，在骨窗四周钻 4 个浅孔，用导航探针进行精确定位注册，如在术中发生体位变化或头架移位造成影像漂移，可利用这 4 个孔进行再注册加以纠正。

（3）剪开硬脑膜，在导航指引下选择皮质切口，探查病灶及比邻神经结构，达到精确手术。

5. 术后做好记录

术后密切观察患者的生命体征及意识变化，观察有无术后继发出血及脑水肿的发生。

三、应用价值

1. 设计最佳手术入路

根据重建的三维图像，设计最理想的个体化手术入路，改变了传统的开颅模式。手术入路选择原则：①选择非功能区。②路径选择最短。③尽量利用脑自然沟、裂。在导航系统的帮助下可最大限度地缩小皮瓣、骨瓣面积，减少手术创伤。

2. 保障微创手术的进行

神经导航系统能对深部小病灶精确定位，实时引导，避免手术探查的盲目性，减少脑组织损伤，降低术后神经功能废损，是微创手术可靠的技术保障。

3. 保证准确切除病灶

利用神经导航系统能实时了解肿瘤与重要神经结构、血管（如脑干动脉、颈内动脉、基底动脉等）的关系，探及肿瘤边界，印证切除范围。

四、适应证

（1）神经系统活检。

（2）包括各种脑肿瘤在内的颅内异物。

（3）颅内深部病变：如脑干、丘脑以及其他中线部位病变。

（4）皮质下小病灶：特别是一些良性血管病变，如海绵状血管瘤、血管畸形等。

（5）局灶性癫痫、帕金森病、舞蹈病。

五、影响神经导航准确性的因素

(一)影像资料的准确性

（1）影像扫描机本身的系统误差：窗宽和窗水平、分辨力、伪影。

（2）影像扫描时的准确性：层厚太厚，影响重建准确性；CT 和 MRI 扫描时患者头部活动，可引起三维重建图像偏差；手术期间扫描，颅内灶可能随疾病进展、脑肿胀或脑室引流等发生变化，影响定位；被扫描物体有磁性。

(二)神经导航系统本身的准确性

这类因素包括神经导航系统的操作软件、红外线发射与接收系统等的准确性与稳定性等。

(三)注册准确性

注册是把患者的影像资料(如 CT、MRI)与手术床上患者术野联系起来。在手术室,患者卧于手术床上以 Mayfield 头架固定后,参考架固定于头架上进行注册。目前注册方法如下。

1. 坐标注册

选择术野与影像资料上四个或四个以上坐标点(皮肤坐标、固定坐标或解剖坐标),进行点对点吻合的注册方法。

2. 表面注册

表面注册是运用形态匹配方法将手术床上患者头部外形与重建的三维图像进行吻合的注册方法,如 Stealth Station 的 Fazer 激光注册技术。

注册误差是产生神经导航手术误差的重要一环。皮肤坐标的移动以及不能精确确定解剖坐标是引起注册误差的两个主要因素。

(四)术中解剖结构移位与术中影像技术

(1)头部移动:基于红外线的导航系统,根据参考架与患者头部保持相对位置不变而保证术中导航的准确性。

(2)术中脑移位:由于神经导航采用的影像资料来自术前,随着手术的进行脑组织发生移位,影响术中定位的准确性。纠正术中脑移位主要包括以下几种方法。①术中超声:不但可以发现脑移位及残留病灶,而且可以监测颅内出血。缺点是分辨力较低,不能发现小的(<5mm)以及深部的病灶。②术中 CT:组织分辨力较超声高,缺点是术中 CT 非实时显像,需停止手术行 CT 扫描后再手术,且要求手术床及头架等器械可透过 X 线。③术中 MRI:组织分辨力高,可用于指导无框架活检,确认活检的准确性;指导安放脑室引流管、电极;检测肿瘤切除程度,增加肿瘤全切机会;监测术中出血等。

六、手术操作

1. 病灶切除手术

应用神经导航,手术医生可明确:①手术实时的三维位置。②指示术野周围的结构。③指出目前手术位置与靶灶的空间关系。④术中实时调整手术入路。⑤显示手术入路可能遇到的结构。⑥显示重要结构。⑦显示病灶切除范围,并随时应用导航工具定位,通过定位固定结构(如内听道等)或病灶本身,然后在显示器上使用鼠标测量该点与图像上相应位置之间的距离,即靶点准确性。

2. 导航辅助内镜手术

通用适配器可固定于任何手术器械,如固定于硬性内镜,经过校正和证实即可将硬性内镜作为定位工具,即将手术中内镜头端三维位置在显示器上同步显示。

3. 导航活检手术

在利用导航活检针进行病灶活检前,须对其进行校正和证实,即确定活检针头端与术野之间的关系。方法为：顺着导航支架套管插入导航活检针并固定，校正和证实活检针，确定活检针与导航支架的相互关系。取出活检针，在导航显示器上确定靶点三维位置以及穿刺入路，然后通过蛇形固定器固定导航支架，此时显示器上动态显示穿刺入路，调整导航支架的三维位置，使进入点、穿刺入路以及靶点与所设计的手术入路相吻合。最后，将导航活检针插入导航支架至原固定位置，即活检针的头部到达靶点，进行活检。

4. 导航穿刺术

导航脑室穿刺探针安装有 3 个识别点，其头端的三维位置可在导航显示器上实时显示。术前在导航显示器上设计穿刺点、靶点（脑室）以及入路。脑室穿刺探针为中空，将脑室引流管置入导航脑室穿刺探针内，沿已设计的手术入路插入探针，将脑室管置入脑室，完成操作。

第四节 术中体感诱发电位监测技术

体感诱发电位（somatosensory evoked potentials，SEP）通过电刺激外周神经，如手腕处正中神经或脚踝处胫后神经产生。它对于鉴别感觉障碍是功能性还是器质性有重要意义，主要反映髓鞘纤维传入系统的结构完整和功能状态。SEPs 的传导途径是传入大脑皮质引起感知的感觉传导通路。皮肤、肌、腱及关节等感觉感受器收到信号，经正中神经或胫后神经等外周神经进入脊髓后索上行至延髓。神经纤维于延髓交叉后传出，经内侧丘系止于丘脑。而后传出的神经纤维终止于躯体感觉大脑皮质，形成完整通路。

一、术中应用

体感诱发电位有以下应用。

（1）监测大脑皮质或脊髓的血流灌注状态（如动脉瘤夹闭术）。

（2）监测在矫正或神经外科手术中脊髓的结构和功能的完整性（如脊柱侧凸或椎管肿瘤）。

（3）监测外周神经、脊神经和外周神经组织的结构及功能完整性。

（4）利用诱发电位的位相倒置确定中央沟，鉴别大脑半球功能区。

二、影响因素

1. 麻醉药物

麻醉药物导致 SEP 波幅略有下降。

2. 个体条件

（1）低血压：一般不会对 SEP 有明显的影响，但当血压低于 6.67kPa（50mmHg）时SEP 会有一定改变。

（2）低体温：会使 SEP 的潜伏期增加，而且有可能影响幅值。

（3）身高：对于 SEP 也会有影响，如腿长使 SEP 潜伏期轻微增长。

（4）年龄。

第五节 术中经颅电刺激运动诱发电位监测技术

一、概述

运动诱发电位（motorevokedpotentials，MEP）是通过电或磁刺激大脑皮质或其传出通路产生兴奋，下行传导到相应的肌肉或周围神经运动纤维去极化，在相应肌肉或神经表面记录到的复合肌肉动作电位。MEP 直接反映了运动系统功能的完整性。

运动系统的电活动传导是从中央到外周。大脑运动皮层产生的电活动通过神经传导下行至延髓椎体交叉处或脑干进行神经纤维交叉。而后继续沿位于皮质脊髓前束和皮质脊髓侧束下行到达脊神经节内运动神经元处。运动神经元支配相应肌肉进行活动。

二、用途

1. 术中监测

MEP 可在术中监测以下指标。

（1）邻近运动皮质或皮质下运动通路的颅内肿瘤。

（2）术中定位运动皮质和皮质下通路。

（3）脊髓脊柱手术监测运动神经系统的完整性。

（4）监测颈内动脉瘤手术时皮质或皮质下出血。

2. 脊髓疾病的诊断及预后判断

在脊髓疾病或损伤中，MEP 由脊髓破坏的程度不同决定。通过观察 MEP 各项指标改变，可以对脊髓运动功能的损伤程度以及预后情况做出判断。

三、基本特征

MEP 是由一组不同极性的波组成，各波的潜伏期和波幅不相同。通常第一个波呈正相波（D 波），它的潜伏期较短，受麻醉药物的影响最小，之后的一系列波称为 I 波，表现为 5 个左右的正/负相波，潜伏期较长，容易受外界因素影响，临床上监护指标多用 D 波。

四、影响因素

1. 麻醉药物

麻醉药物对潜伏期及波幅影响较大，特别是肌肉记录动作诱发电位。

2. 肌肉松弛度

肌肉过于松弛会导致 MEP 降低或者消失。

3. 刺激强度

恒定的刺激强度对结果解释十分重要。

第六节　术中功能定位技术

大脑功能组织指与语言、运动和感觉功能密切相关的皮质和皮质下通。胶质瘤术中功能组织术（techniques for functional brain mapping during glioma surgery）是脑皮质电刺激技术、电生理监测技术和功能磁共振技术在胶质瘤手术中综合应用而形成的专门技术。近年来，以美国加州大学旧金山分校的 Berger 和华盛顿大学的 Ojemann 为代表的一批学者在该技术的发展和完善方面做了大量的基础研究工作和临床实践。该技术在最大程度切除胶质瘤的同时尽可能保留肿瘤附近功能组织，在避免术后失语、偏瘫和感觉异常，控制肿瘤性癫痫，延长胶质瘤患者术后生存时间，提高患者手术后生活质量等方面有重要作用。

一、术中功能定位技术原理

中央沟一直是划分皮质感觉区和运动区的解剖学界限，解剖学先驱 Penfield 和 Boldrey 通过对大脑皮质刺激的研究最早提出运动皮质小人形状的排列现象，提出支配身体对侧肌肉活动的运动中枢代表区在大脑皮质表面是按照一定顺序排列的。在 Penfield 的研究中，刺激中央沟两侧的任何一个部位均能产生感觉和运动反应，其他研究者也证实了这一现象的存在。特别是刺激中央后回可以引起运动反应，而且可以在中央前回检测到感觉诱发电位反应。也有学者研究发现，在刺激人类感觉和运动皮质的同时，直接记录皮质诱发电位，结果显示诱发电位反应信息可以穿过中央沟产生自相矛盾的反应。利用本体感觉诱发电位在中央区位相倒置的特性，在手术中辨别感觉和运动皮质功能区边界是非常可靠、实用的方法。

二、直接皮质电刺激术（DCES）

Skirboll 利用皮质电刺激方法证实功能组织可能位于肿瘤内或邻近被肿瘤侵袭的功能组织内，因此在切除功能区内或其附近的肿瘤时，即使可见明显边界，行肿瘤切除术也并不安全。肿瘤组织的占位效应常推移邻近的功能组织，使正常解剖关系发生变化，导致术中无法判断功能组织，限制了胶质瘤的切除程度。术中皮质电刺激可定位并保留肿瘤内或邻近的功能组织，从而避免术后失语、偏瘫和感觉障碍，提高患者的术后生活质量。目前 DCES 已成为定位功能区皮质和皮质下结构的金标准。

第七节　术中脑干听觉诱发电位监测技术

脑干听觉诱发电位(BAEP)是一项脑干受损较为敏感的客观指标，是由声刺激引起的神经冲动在脑干听觉传导通路上的电活动，能客观敏感地反映中枢神经系统的功能，BAEP记录的是听觉传导通路中的神经电位活动，反映耳蜗至脑干相关结构的功能状况，凡是累及听觉通道的任何病变或损伤都会影响BAEP。往往脑干轻微受损而临床无症状和体征时，BAEP已有改变。

一、脑干听觉诱发电位起源

脑干听觉诱发电位由Jewett在1970—1971年首次报道，是从颅外记录到的潜伏期在10ms以内的电位波形。脑干听觉诱发电位是反映听神经至脑干段的电位，由于各个波的来源都比较确切，因此成为评价脑干功能状态的一个客观指标。脑干听觉诱发电位是给耳高频短声刺激后在大脑皮层记录到的远场电位反应。正常脑干听觉诱发电位通常由7个波组成，依次命名为Ⅰ、Ⅱ、Ⅲ、Ⅳ、Ⅴ、Ⅵ、Ⅶ，一般临床常用Ⅰ~Ⅴ波进行分析。各波的起源为：Ⅰ、Ⅱ波起于听神经；Ⅲ波起于同侧的蜗核；Ⅳ波起于脑桥上橄榄核，且有蜗核及外侧丘系核参与作用；Ⅴ波为外侧丘系。Ⅰ~Ⅲ波峰间潜伏期代表听神经至脑干的传导时间，Ⅲ~Ⅴ波峰间潜伏期代表脑干内中段至上段的传导时间。Ⅰ波反映外周听神经的情况；Ⅲ波反映脑干下段脑桥情况；Ⅴ波反映脑干上段中脑情况。

二、术中监测的目的及意义

术中应用BAEP监测主要有两个作用：一是预防手术中切除肿瘤时损伤脑干；二是防止脑干功能受损，保护面神经，避免出现面瘫。

第八节　术中肌电图监测技术

一、概述

观察肌肉中自发产生的或由随意收缩所引起的动作电位，并记录肌肉电活动的方法称为肌电描记法（electromyography）。所描记的肌电波形称为肌电图（electromyogram，EMG）。本章中所涉及的肌电图记录仅限于手术监测中的应用，主要监测不同肌肉组的整体肌电活动，不包括临床上用于诊断神经肌肉病变的单一肌纤维和肌束的肌电图记录内容。肌电图作为一项监测技术，已经广泛应用于神经外科临床手术中的监测。EMG是通过放置针状记录电极到特定的肌肉或其附近，持续评估颅神经和外周神经功能状态。

二、术中肌电图监测的适应证

(1)听神经瘤、桥小脑角区和颅底肿瘤手术。

(2)颈椎和腰椎等脊柱手术。

三、肌电图监测一般原则

通常情况下，神经没有受到刺激时肌电图（EMG）保持平直或安静，对神经的机械操作会导致神经电活动，神经电活动时间的长度取决于刺激的程度。短时间的轻微刺激一般不会引起永久性损伤，频繁或持续的刺激可能会导致术后神经功能损伤。术中使用手持式单极电刺激器探测手术区域或用成对的电刺激器从可能受累的肌群记录肌肉电活动，可以判断颅神经的功能。

四、影响肌电图监测的因素

除神经肌肉阻滞药（neuromuscular blockade，NMB），麻醉药物及术中其他生理学变化（如体温、血压）对 EMG 几乎没有影响。麻醉药物不干扰肌电活动的反应，但在 EMG 描记时应避免使用肌松药。

第四章

神经外科常用监测技术

第一节 监测设备介绍

一、基础监测设备

（一）心电监护仪

心电监护仪是一种精密监测人体生命体征的仪器，又称多参数生命体征监测仪，用于内科、外科、手术室、ICU病房、急诊室、骨科、儿科等病房。

1. 基本概念

心电监护仪是结合心电监测技术与移动计算技术，对心电异常变化进行实时动态监测预警的辅助性诊断设备。该设备具有心电信息的采集、存储、智能分析预警等功能，并具备精准监测、触屏操控、简单便捷等特点。

2. 功能特点

（1）异常数据及时预警：心电监护仪能24小时连续监测和记录心电数据，跟踪捕捉患者具有临床价值的动态变化数据，及时报警并自动存储。

（2）运动监测，多维分析：心电监护仪实现了各种人体运动状态下的心电信号监测，通过客户端软件、远程数据中心分析系统和医学专家团队进行多层次、多角度分析判断，给予医疗建议。

（3）触屏操作，简单便捷：心电监护仪采用大尺寸触摸屏设计，可以直观地通过屏幕进行各种功能的操作，使用简单便捷。

（4）屏蔽信号，数据精准：心电监护仪可以有效屏蔽肌电信号、电磁信号干扰，保证心电数据的精准性和分析的有效性，对心脏异常状况监测有临床意义。

3. 应用范围

心电监护仪的应用范围包括冠心病、高血压病、糖尿病、危重患者等。

4. 操作要点

（1）保持皮肤洁净、干燥，可用清水清洗干净后用纸擦干或自然晾干。

（2）取出电极贴片，将电极贴片贴在擦拭部位。

（3）按仪器指示正确连接导联线。

（4）将心电导联线另一端插头沿箭头方向正确插入监测设备，开启监测设备便可进行心电监测。

5. 日常维护

（1）主机外部用软性洗涤液擦拭，监护仪屏幕用10%的漂白液或肥皂水擦拭。

（2）电缆线用抗菌肥皂水或75%酒精擦拭。

（3）清洁、消毒血压袖带时，需要先拿掉袖带中的橡胶袋，用去污溶液漂洗袖带并晾干，然后用高压消毒方法消毒袖带或将袖带浸入75%酒精杀菌并晾干。

6. 注意事项

（1）使用心电监护仪时需要连接电源，注意用电安全。

（2）连接患者身体部位的电极片时，要注意其位置的准确性。

（3）定时更换电极片，观察局部皮肤情况。

（4）心电监护仪的报警系统需要时刻打开，告知患者及家属不可自行关闭。

（5）测量血压的袖带、测量血氧饱和度的指夹，长期使用时应定时更换位置。

（二）心电图机

1. 基本概念

心电图机是用来记录心脏活动时所产生的生理电信号的仪器。

2. 功能特点

通过定量分析，提高对自律神经紊乱的有效判断。以通过定量分析方式为基础的新十二导联分析程序提供了加倍完善的分析程序，提供了基于自动分析分类基准与分析结果的注释说明，该功能能够使自动分析的客观诊断结果与医生的主观诊断形成互补。

3. 应用范围

（1）记录人体正常心脏的电活动。

（2）帮助诊断心律失常。

（3）帮助诊断心肌缺血、心肌梗死及部位。

（4）诊断心脏扩大、肥厚。

（5）判断药物或电解质情况对心脏的影响。

（6）判断人工心脏起搏情况。

4. 操作要点

（1）电源开关置于"ON"。

（2）电源开关置于"AC"（交流），此时"LINE""TBST""PA PER SPEED（25mm/s）""SENSITIVITY（1）""STOP"，晶体灯发出亮光。

（3）调节基线控制旋钮应能改变描笔的位置，使之停在记录纸中央附近。

（4）按动"CHECK"键，此时"STOP"灯灭，"CHECK"灯亮。

（5）按动定标键"1mV"，使描笔随着定标键的按动而做相应的摆动。

（6）按"START"，此时"CHECK"灯灭，"START"灯亮，记录纸按25mm/s速度

走动。

(7)继续按动定标键,在走动的记录纸上可看到一清晰的定标方波,其振幅应是10mm。

(8)按动"LEAD SELECTOR"键,使之由"TEST"向"Ⅰ""Ⅱ"导联转换。

(9)在心电图纸上得到一段清晰的记录后,可继续按动"LEAD SELECTOR"键,使之由"Ⅰ"导联向"Ⅱ"导联转换,以此类推,可重复上述操作,完成12个导联的心电图记录。

(10)仪器使用完毕,切断电源,做好清洁工作,并做好仪器使用登记。

5. 日常维护

(1)保持电极清洁,备用。

(2)切忌用力牵拉或扭曲导联电缆,收藏时应盘成直径较大的圆环或悬挂,避免过度扭曲或锐角折叠。

(3)交直流两用的心电图机,应按说明及时充电,以延长电池使用寿命。

(4)心电图机应避免高温、日晒、受潮、尘土或撞击,用完后盖好防尘罩。

(5)及时清除电路板中的灰尘,保证机器内部干燥,避免因为潮湿或者灰尘造成短路,损坏电路板。

(6)定期检测心电图机的性能。热笔记录式心电图机应根据记录纸的热敏感性和走纸速度,调整热笔的压力和温度。心电图机在使用中经常出现伪差干扰故障,严重时会影响心电图的正常描记,应及时排查。

6. 注意事项

(1)使用后及时充电,保证电池的电量充足。

(2)心电图机使用过程中如果出现电池电量不足,需要外接交流电源进行检查。

(3)正确连接导联,使用生理盐水、注射用水等液体促进电传导,避免肌颤和其他干扰产生。

(三)转运监护仪

1. 基本概念

转运监护仪可用于院外(救护车)或院内患者转运过程中监护,并且可以通过无线模式连接至同品牌床旁监护仪作为多参数模块使用。

2. 基本参数

(1)转运监护仪可用于监测心电、呼吸、心率、无创血压、血氧饱和度、脉搏、双体温和双通道有创血压。

(2)ECG:①3/5导联心电测量。②心电波形增益不小于6档可调,扫描速度不小于4档可调。③具有抗电刀功能。④具有起搏状态自动识别功能。⑤具备ST段分析功能及不少于23种心律失常算法。⑥可选配Mortara心电算法。⑦可配备品牌自身血氧算法,Nellcor血氧具备在运动和弱灌注的情况下进行准确测量的功能。

3. 系统功能

(1)具有断电数据保存功能。

（2）数据存储功能：不小于 120 小时趋势数据、不小于 48 小时全息波形回顾、不小于 100 组报警事件、不小于 100 组心律失常、不小于 1000 组 NIBP 测量的数据存储和回顾功能。

（3）具备他床观察功能。

（4）具备标准显示界面、大字体显示界面。

（5）支持 WiFi 或有线联网至同品牌中央监护系统。

（6）支持打印功能。

（四）便携式血氧监测仪

1. 基本概念

便携式血氧监测仪是一种体积小、携带方便、可拆卸、通过调节适用于不同指径大小的动态血氧饱和度监测仪。

2. 功能特点

（1）体积小巧、结构简单并可随身携带。

（2）方便更换与消毒。

（3）可根据患者手指内径进行调节，增加了监测的准确性和使用的舒适性。

（五）血压监测设备

血压监测设备主要用于了解血压的动态变化，保持血压的稳定性，一定程度上可以降低高血压病靶器官损害的风险。

1. 水银血压计

（1）结构组成：水银血压计由气球、袖带和检压计三部分组成。袖带的橡皮囊管分别与气球和检压计相连，三者形成一个密闭的管道系统。

（2）测量方法：具体如下。

1）被测者应平静休息 30 分钟后测量，避免活动或紧张的情绪导致测出的数值偏高。

2）被测者采取坐位或者仰卧位，上肢伸直，肘部应当与心脏保持同一水平位置，并且稍稍向外侧伸展。

3）袖带下端在肘窝上方 2~3cm 处，松紧度以放入一指为宜。

4）测量时，听诊器的听筒放在肘窝的肱动脉处，切勿将其塞入袖带里面，以免影响测量数值。

5）操作者戴好听诊器，关闭球囊开关，向袖带内充气至肱动脉的搏动音消失，接着再往里充气，使水银柱继续上升 2.67~4kPa（20~30mmHg）；双眼保持与水银柱刻度平视，打开球囊开关，以每秒 0.533kPa（4mmHg）的速度均匀、缓慢地放气，注意不可放气太快。

6）水银柱下降期间，当听到清晰的第一声搏动音时所代表的刻度，就是被测者的收缩压；接下来会一直听到搏动音，当搏动音突然变得很弱或者消失听不见时，所指示的刻度就是舒张压。

7）测量结束后，取下袖带，挤压排尽空气，关闭球囊的开关，折叠好之后放入盒子里。血压计的盒盖向右倾斜45°，使水银完全回流至槽内，再关闭水银槽的开关，关闭盒盖。

（3）注意事项：具体如下。

1）橡胶皮管避免打折、扭曲，保持气路畅通。

2）观测水银液面是否达到零位线，如若异常，及时送检。

3）一般情况下，不必将水银升至最高液面，满足测量需求即可。

4）测量结束后，确保水银流回水银壶，关闭水银壶开关。

2. 电子血压计

（1）结构组成：电子血压计由气袖、电动气泵、压力传感器、电磁气阀、微控制器、液晶显示器等构成。

（2）测量方法：具体如下。

1）被测者采取坐位或者仰卧位，上肢伸直，肘部应当与自身心脏保持在同一水平位置并且外展45°。

2）操作者将臂带套在被测者上臂，并使臂带气嘴指向下手臂，气囊中间部位正好压住肱动脉，确保臂带的下边缘处于肘上2～3cm，袖带缠于上臂应平服紧贴。

3）操作者打开血压计开关，自动测量血压，测后把所测数值记录下来。

4）关闭血压计。

（3）注意事项：具体如下。

1）由于电子血压计采用的原理和水银血压计不同，它不适合下列人群使用：①过度肥胖者。②心律失常者。③脉搏极弱，严重呼吸困难和低体温患者。④连接人工心肺机的患者。⑤心率低于40次/分和高于240次/分的患者。⑥测压期间血压急剧变化的患者。⑦帕金森病患者。

2）检查血压前半小时内，应避免进食、沐浴以及任何大量消耗体力的劳动或运动，排空膀胱。

3）血压计附近不要使用移动设备。

4）室内温度应以20℃左右为宜，太冷、太热对血压都有影响。

5）注意臂带上的橡胶导气管无打折或扭曲。

6）电子血压计要定期进行检定校准。

（六）体温监测设备

1. 体表测温仪

体温监测又称体温测量，是指对人体内部温度进行测量，从而为疾病的诊治提供依据。体表测温仪包括水银温度表和电子体温计。

（1）水银温度表：采用水银作为测温质的玻璃管温度表。

1）优点：准确性高，价格低廉，无须外接电源。

2）注意事项：测量前，宜平静休息30分钟，避免干扰；测量前体温计度数甩到35℃以下，以免影响结果；使用后，要用酒精进行消毒备用。

（2）电子体温计：通过使用传感器或电路将测量到的被测对象体温的温度显示出来

的电子仪器。

1)使用方法:按电子体温计 ON/OFF 按钮,打开电子体温计电源,电子体温计显示屏显示"ON"约 2 秒,然后显示上次的电子体温计测量温度约 2 秒后显示"L℃",其中"℃"闪烁,就可以开始测量温度。测腋窝温度时,手臂自然下垂,将腋窝紧闭 1 分钟,使腋窝温度稳定,将体温计的感温头置入腋窝中央并夹紧约 1 分钟,待电子体温计显示屏"℃"符号停止闪烁,即表示电子体温计腋窝温度已测量完成。测口腔温度时,将双唇闭上约 1 分钟,使口腔内温度平稳,将体温计的感温头置于舌下内侧根部,和舌头密接后,将双唇紧闭约 1 分钟,待电子体温计显示屏"℃"符号停止闪烁,即表示口腔温度已测量完成。如果温度>37.5℃,则听到电子体温计短促的报警声(每 0.125秒响一次),表示电子体温计测量完成并警示发热;如果温度≤37.5℃,则听到电子体温计发出较慢的声音(每 0.5 秒响一次),表示测量完成并且体温正常。

2)保养方法:①详细阅读使用说明书。②将电子体温计处于关机状态(不必取出电池)。③使用中性清洁剂与软布清洁产品外观,然后用干净的软布与清水擦去电子体温计上的清洗剂。④清洁外观时不可以直接用水清洗,也不要使用过湿的布品,不要让水分流入电池仓等部位。⑤不可使用材质较硬的物品清洁电子体温计,以免造成产品外观刮花。⑥当电子体温计显示变淡或不全时须立即更换电池。

3)收纳方法:①确定电子体温计处于关机状态。②确定产品外观清洁、干燥。③将产品装入原包装后放在不易被儿童触及的位置。④收纳于阴凉、干燥、避免阳光直射的位置。

4)注意事项:①勿将电子体温计掉落地面,勿扭曲机体。②感温器至显示幕前可用酒精消毒,显示幕以上的部分只可用干布擦拭,因无防水装置,切不可放入水中或在热水中煮沸消毒。③除更换电池外,勿分解机体。④勿置于高温、阳光直射处,勿接触任何化学溶剂,以防止机件产生化学变化,影响操作功能。

2. 核心体温监测仪

核心体温监测仪主要为膀胱温度监测设备,是一种能实时监测并储存患者膀胱温度,根据患者病情需要持续或间断测量膀胱压力的装置。

核心体温监测仪的优点是结构简单,设计巧妙,有效降低分析成本,便于使用;能同步监控和分析患者的体温以及变化趋势,为治疗提供依据。

(七)血糖监测仪

1. 基本概念

血糖监测是糖尿病患者自我管理中的重要组成部分,其结果有助于评估糖尿病患者糖代谢紊乱的程度,制订合理的降糖方案,反映降糖治疗的效果,并指导治疗方案的调整。

2. 操作要点

(1)评估:患者年龄、病情、意识、合作程度,以及采血手指皮肤情况。

(2)检测血糖仪:血糖仪装置完整,电源充足,试纸批号与条码一致。

(3)采血测量:用 75% 酒精消毒手指—由试纸瓶取出一个试纸插进血糖仪—将自毁

性采血针去掉护盖，针头端固定在手指欲采血的部位，向下按压—轻轻挤压手指，把一滴血滴入试纸测试区，使测试区完全被血充满—等待血糖仪屏幕显示结果—棉签按压穿刺处 1~2 分钟。

（4）整理用物：将自毁性采血针、已用试纸放入医疗废物收集器中。

（5）洗手，记录。

3. 注意事项

（1）确认患者是否空腹、餐前或餐后 2 小时，把握测量时机。

（2）避免在输液同侧肢体穿刺，选择末梢循环好、皮肤薄的手指穿刺。

（3）采血后勿用力挤压手指，以免组织内液影响结果。

（4）彻底清洁、消毒并晾干采血部位，残留水分或酒精可能稀释血样，影响结果。

（八）尿流监测仪

1. 基本概念

尿流监测仪是一种诊断性试验，用于检查患者尿液的量或流速是否正常。

2. 注意事项

（1）患者出现严重的泌尿系感染、结石及其他相关疾病的时候，尿流率检查无法真实地还原平时排尿的症状，需要在治疗后择期进行检查。

（2）检查前排空大便，必要时可行灌肠等。

（3）保持安静舒适的环境，避免刺激因素导致检查误差。

（九）体重监测

体重监测是目前国际上常用的衡量人体胖瘦程度以及是否健康的一个标准，主要用于统计。

1. 体重秤

体重秤在临床上主要监测人体的体重变化，它能够准确地称量体重，并且通过每日的体重变化反映某段时间的体重控制情况。

（1）使用方法：①使用前确保电量充足。②使用前调整指针，以免数据出现误差。③双脚站立平衡，确保数值的准确。

（2）维护方法：①体重秤的电池电量不足时要及时更换，以免氧化。②长时间不使用时应取出电池。③调整指针时，动作要轻柔。

2. 体脂秤

体脂秤是指人体脂肪秤，是可以测量体重、脂肪、水分等的称重计。体脂秤可以与手机上专属的 App 配对，并根据用户输入的年龄、性别、身高及测得的体重、体脂计算出用户的身体状况，类似医学上的人体成分检测。使用方法如下。

（1）下载安装 App，注册属于自己的账号，保存自己的各项数据结果。

（2）拿出体脂秤，安装电池或通电后，打开手机蓝牙。

（3）连接 App 和体脂秤后，光脚站上秤。

（4）等待片刻，App 上显示并分析各项指标，可以清楚了解自身的机体情况。

3. 体重测量床

临床上很多患者由于病情的原因无法起身行走，只能卧床治疗，但是医务人员在给患者术前配药或者做手术麻醉的时候需要准确了解患者的身高和体重，否则无法确定用药量，因此可使用适于卧床患者测量体重的床。

（十）血气分析仪

1. 基本结构

血气分析仪主要由电极测量系统、管路系统和电路系统三大部分组成。电极测量系统包括 pH 测量电极、PCO_2 测量电极、PO_2 测量电极。管路系统是为完成自动定标、自动测量、自动冲洗等功能而设置的关键部分。电路系统主要是针对仪器测量信号的放大和模数转换，显示和打印结果。近年来血气分析仪的发展多体现在电路系统的升级，在电脑程序的执行下完成自动化分析过程。

2. 工作原理

血气分析仪通常是在管路系统的负压抽吸作用下，将样品血液吸入毛细管中，与毛细管壁上的 pH 参比电极、pH、PO_2、PCO_2 四只电极接触，电极将测量所得的各项参数转换为各自的电信号，经放大、模数转换后送达仪器的微机，经运算处理后显示并打印出测量结果，从而完成整个检测过程。

3. 分类

（1）血气分析仪可分为干式、湿式。

（2）按样式可分为手持式、台式血气分析仪。

（3）按自动方式分为半自动、全自动血气分析仪。

4. 注意事项

（1）血气分析仪应放置在防潮、防晒、防尘、防酸碱、阴凉干燥的环境中使用。

（2）定时检修、保养，确保仪器性能良好，处于备用状态。

（3）取样后立即隔绝空气，避免造成误差。

（4）收到标本后应及时测定，测定前标本一定要反复混匀。

（5）如特殊原因不能及时测定，应放在 4℃冰箱（不能超过 1 小时）。

（十一）气囊压力监测仪

1. 手持压力表

（1）基本结构：气囊测压表为弹簧管机械指针式压力表，连接管为 PVC 材料，面板保护圈为橡胶材料。

（2）工作原理：压力表通过表内的敏感元件（波登管、膜盒、波纹管）的弹性形变，再由表内机芯的转换机构将压力形变传导至指针，引起指针转动来显示压力。

（3）注意事项：①以最小的气体容积避免过度的气囊充气。②每 4 小时监测一次气囊压力，禁忌咳嗽时测量。③避免过多过快地抽出和充入气囊气体。④患者出现烦躁不安、心率加快、SPO_2 下降、呼吸机气道低压报警或低潮气量报警时，应重新检查气囊压力。⑤呼吸机持续低压报警，在气管插管处听到漏气声或用注射器从气囊内无限抽出气体时，可能为气囊破裂，立即通知医生处理。放气前，应先吸净气道内和气囊上的滞留物。

2. 动态监测系统

人工气道气囊压力连续监测控制仪可连续监测、控制气囊压力。操作方法如下。

（1）连接仪器的电源，设置好充气压力范围为 $25\sim30cmH_2O$；将人工气道气囊通过连接管路与仪器侧面出气口相连接。

（2）打开仪器的电源开关，按下"开始"键，仪器开始自动充气。当仪器感应到其气道压力达到 $25\sim30cmH_2O$ 时将停止充气；若发现压力超过 $30cmH_2O$，系统将会自动放气；当气囊压力处于设定范围时，蜂鸣器响一下，控制器内部气泵自动停止充气；当气囊压力低于设定范围时，仪器自动充气，仪器显示器即时显示气囊压力。

二、专科监测设备

（一）颅内压监测仪

颅内压（intracranial pressure，ICP）监测是将压力传感器放在脑室、脑组织或硬膜下，利用传感器对颅内压力动态测量并通过数值、压力波形等形式记录下来的一种测量方法。

颅内压监测仪分为无创颅内压监测仪和有创颅内压监测仪。无创颅内压监测的方法有多种，如采用前囟测压、测眼压、经颅多普勒超声测脑血流、生物电阻抗法、鼓膜移位测试法等，无创颅内压监测仪通常由主机、供电电源、显示器、一个或多个生理参数功能模块和报警系统组成，因受年龄、脑代谢状况、颅内病变部位、病种和全身状况等多方面因素的影响，其精确度和稳定性仍然无法判断，目前尚处于研究阶段和临床试用阶段，故不推荐临床应用。

目前用于临床 ICP 监测均属有创范畴。根据压力传感器是否直接置于颅内，ICP 监测仪可以分为两类。①植入法：经颅骨钻孔或开颅，将压力传感器直接植入颅内。②导管法：将导管置入脑室、脑池或蛛网膜下隙。传感器在颅外，它与导管中充填的液体或脑脊液接触。

1. 基本结构

有创颅内压监测仪（Codman）通常由压力传感器、辅助生理参数传感器、主机组成，用于连续测量颅内压力。

2. 工作原理

有创颅内压监测仪的工作原理为光纤探头以光传感信息，用光纤作为传输信息媒介，监测时把探头感受到的患者颅内压转换为光信号传递给监测仪，再经光电转换和信号反馈，在监测仪面板上显示患者颅内压。

3. 注意事项

（1）颅内压指颅内压力与大气压之间的差别，因而在测压前首先要将测压装置的压力调到与大气压相等，即调零。

（2）电手术器械（如单极电刀、双极电刀、透热设备）的使用可能会导致颅内压监测仪永久或暂时失效。

（3）异常高的静电放电能量会损坏电子元件，使得该设备或连接的传感器无法工作。在使用过程中，应采取一切必要的预防来减少静电能的积聚。

（4）清洁之前，切记断开电源。

（5）采用颅外传感器测压法，传感器需与脑室保持在同一水平。

（6）监测时间以 3~4 天为宜，时间过长增加感染机会。

（7）尽量避免引起颅内压变化的非颅内因素，如躁动、翻身、吸痰等，以保证颅内压监测的可靠性。

（8）颅内压力过高及监测时间过长可引发脑脊液漏，应先封堵漏口，再查明原因，采取相应处理措施。

（二）麻醉深度监测仪

1. 基本结构

麻醉深度监测仪由主机、电源线、麻醉深度导联线、一次性使用脑电传感器组成。

2. 工作原理

麻醉深度监测仪通过粘贴在前额的传感器采集输入脑电信号，通过导联线传输放大电路，进行阻抗变换和滤波处理，滤除工频干扰，从强噪声背景中提取脑电信号，通过 A/D 转换电路，将系统采集到的模拟信号转换成数字信号并发送至上位机，通过上位机软件系统进行计算并通过显示界面呈现出麻醉意识指数（AI 指数）。

3. 适应证

麻醉深度监测仪适用于全麻患者围术期麻醉药物镇静程度的监测。

4. 注意事项

（1）一次性使用脑电传感器必须与监测仪配套使用，严禁重复使用。

（2）粘贴传感器前，使用配套沙皮纸轻轻打磨皮肤表面，并用酒精棉清洁皮肤。

（3）传感器粘贴时应确保四周胶环粘贴牢固，避免按压电极中部。

（4）勿使用超过有效期限的产品。

（5）切勿随意拆机，避免影响设备安全或精确性。

（6）避免液体渗入麻醉深度导联线接口，影响仪器性能。

（7）定期监测仪器，确保性能良好。

（三）叩诊锤

1. 基本结构

叩诊锤由锤头、锤头固定架、锤杆、锤柄等组成。

2. 工作原理

将叩诊锤握在拇、食指之间，用恰当的强度迅速地叩击肌腱或骨膜，或以腕关节为轴叩击，叩击时屈腕30°，通过增加叩诊锤远端的速度来增强叩击的力量，以此检查患者异常反射情况。

3. 注意事项

（1）嘱患者全身肌肉放松，分散其注意力。

（2）做到三个"一样"，即两侧肢体姿势一样、叩击的部位一样、叩击的力量一样，以方便两侧对比，判断结果。

（3）注意被检查的部位有无外伤、瘢痕、关节畸形、挛缩及炎症等。

（4）一岁半以内的婴幼儿由于神经系统发育不全，不会出现正常反射。

(四)脑电监测设备

脑电监测设备常用脑电图仪。

1. 基本结构

脑电图仪由脑电电极、脑电导线、放大器、显示单元、主机等部分组成。信号采集和输入包括电极、头盒、导联选择、校准电压、电阻测量等装置；放大部分包括前置放大器和后置放大器；调节部分包括增益、滤波、纸速、阻尼等。

2. 工作原理

将微弱的生物电信号通过电极拾取、放大器放大，然后通过记录器绘出图形。

3. 分类

视频脑电图仪、数字化脑电图仪、动态脑电图仪。

4. 注意事项

(1)脑电图仪应放置于屏蔽室内，防止外界交流电干扰，保障脑电图描记的稳定，波形清楚。

(2)室温要求在 22～24℃，避免因寒冷引起的肌电干扰。

(3)监测过程中应减少活动，避免使用手机，远离电磁干扰。使用视频脑电图仪时，患者活动范围不得超出镜头拍摄范围。

(4)检查前 3 天停服镇静剂、安眠药及抗癫痫药物，检查前一天清洁皮肤、剃毛发。

(5)严格按照国际统一标准，准确安放导联脑电图电极。

(6)定期检修、保养仪器，确保仪器处于备用状态。

第二节　监测技术应用

神经外科护理学涉及脑血管病、癫痫、功能性脑疾病、颅内肿瘤、脊髓病变、专科手术室、危重症患者、临床护理管理等多个方面。随着社会的进步与医疗技术的发展，患者对神经外科手术术后生活质量与恢复效果均有了更高的要求。如何提高术后恢复效果并减少住院时间，是目前临床上急需解决的问题。围手术期加强针对性护理监测，可显著降低创伤带来的应激反应，加快患者术后康复速度。

一、呼吸系统监测技术

呼吸系统的监测，尤其是机械通气时的各项监测是抢救呼吸衰竭和防治多器官功能障碍综合征(multiple organ dysfunction syndrome，MODS)的重要措施；可以评价肺的通气、换气功能，以及其他脏器对呼吸功能的影响，为呼吸衰竭/呼吸睡眠暂停综合征诊断与分型提供依据；不仅可以判断所采用的通气策略是否应用恰当，而且能对选择和调整呼吸机参数进行指导，对临床医疗和护理具有重要的指导意义。

（一）肺容量监测

1. 潮气量和每分通气量

潮气量（VT）是指平静呼吸时，每次吸入或呼出呼吸器官的气量。每分通气量（VE）是指静息状态下，每分钟吸入或呼出呼吸器官的总气量。正常情况下。VT 和 VE 因性别、年龄和体表面积不同而有差异，男性 VT 约为 7.8mL/kg，女性为 6.6mL/kg。VE 为 6~8L/min。

（1）呼吸抑制（如应用镇痛药、肌松药等）和发生呼吸衰竭时，VT 减少。手术刺激和 $PaCO_2$ 升高时，VT 增加。

（2）潮气量减少，呼吸频率相应增加（VE = VT×f），若超过 25~30bpm，则提示呼吸机械运动已不能满足机体需要，并且可导致呼吸肌疲劳。

（3）机械通气时，成人 VT 需要 8~10mL/kg，小儿为 10~12mL/kg，可根据 $PaCO_2$ 或呼气末 CO_2 分压（$PetCO_2$）进行调节。VT 过大时，使气道压力升高，影响循环功能。VE>10L/min，不能撤离呼吸机。

2. 无效腔气和潮气量之比监测

（1）正常成人解剖无效腔约 150mL，占潮气量的 1/3。

（2）肺弹性组织减少和肺容量增加、支气管扩张时，解剖无效腔增加。肺内通气/血流（V/Q）比率增大，则形成肺泡无效腔。例如在肺动脉压下降、肺梗死、休克和心力衰竭时。

（3）机械通气时的 VT 过大，气道压力过高也影响肺内血流灌注。

（4）面罩、气管导管、麻醉机、呼吸机的接头和回路等均可使机械无效腔增加。

3. 肺活量

肺活量是指在用最大力量吸气后，所能呼出的最大气量。约占肺总量的 3/4，和年龄成反比，男性大于女性，反映呼吸肌的收缩强度和储备力量。

4. 呼吸运动监测

（1）呼吸频率监测大于 30 次/分，提示通气肌失代偿的先兆。

（2）浅快呼吸指数监测：呼吸次数除以潮气量（L），<80 提示容易脱机；80~105 谨慎脱机；>105 难以脱机。

5. 血氧饱和度监测

（1）监测部位选择手指、足趾、耳郭处。

（2）局限性：不能有效监测通气状况（如 PCO_2），延迟了急性低氧的发现。对于新生儿不能监测高氧，易导致氧中毒。

（3）避免在测血压侧或动脉置管侧放置探头，手指比足部准确；耳垂探头适用于低灌注时，新开发的食道探头受体温、低血压和外周血管收缩的影响小。体温过低、使用血管活性药物及红外线、日光灯、电磁干扰、指甲油均会影响监测数值。

（4）患者体温过低时，可采取保暖措施。

6. 呼吸末二氧化碳监测

（1）维持正常通气，根据 $PetCO_2$ 调节每分通气量。避免发生通气不足或过度通气，造成高碳酸血症或低碳酸血症。

（2）确定气管插管位置，插管后观察 $PetCO_2$ 是否有正常的波形：有，说明插管位置正常；没有，说明插管不在气管内。

（3）调整呼吸机参数和指导撤机。调整通气量，选择最佳呼气末正压（PEEP）。一般说来，最佳 PEEP 是最小 $PaCO_2$ 与 $PetCO_2$ 的差值最小时，为最佳 PEEP；连续无创监测，指导脱机和撤机。

（4）监测体内 CO_2 生成量的变化，体温增高、大量输入碳酸氢钠和恶性高热会导致 $PetCO_2$ 升高。

（5）了解肺泡无效腔量及肺血流的变化。若 $PetCO_2$ 低于 $PaCO_2$、$PaCO_2$ 与 $PetCO_2$ 的差值增加，或 CO_2 波形上升呈斜形，说明肺泡无效腔量增加及血流量减少。

（6）监测循环功能，休克、心脏骤停及肺梗死，导致血流减少或停止时，CO_2 的浓度迅速降至零，CO_2 波形则消失。$PaCO_2$ 与 $PetCO_2$ 差值还有助于判断胸外按压是否有效，复苏是否成功。

（二）人工气道

人工气道是将导管直接插入气管或经上呼吸道插入气管所建立的通道，确保生理气道与空气或者其他气源之间建立有效的链接，解除呼吸道梗阻，清除呼吸道分泌物，保持患者呼吸道通畅，保证患者的氧气供应。

1. 分类

（1）咽部气道：口咽通气道、鼻咽通气道。

（2）气管插管：经口气管插管、经鼻气管插管。

（3）气管切开。

2. 注意事项

（1）如无禁忌，抬高床头 30°～45°。

（2）护士实施人工气道内吸引前的评估：患者准备、预充氧，了解吸引过程中吸痰管型号选择、负压选择、吸痰的时间和频次、感染控制等方面。

（3）吸引后对患者的整体评价，包括肺部听诊、血氧饱和度监测以及倾听患者主诉等，是判断人工气道内吸引有效性的重要依据，是必不可少的环节。

（4）定时监测气囊压力，防止气囊漏气，保证有效通气。

（5）加强无菌操作，及时清理呼吸道及气囊上分泌物，可以有效降低呼吸机相关性肺炎的发生。

（6）及时评估气道湿化方法与效果的有效性。

（三）气囊压力监测

气囊压力测量值是由气囊本身的弹性回缩力、气管壁对气囊的挤压力及气道压产生的冲击力组成。若气囊压力超过 $30cmH_2O$，气管黏膜血流开始减少，可造成缺血性损伤；达 $50cmH_2O$ 则气管黏膜血流阻塞，持续的高压将导致溃疡、坏死、气管食管瘘等严重并发症；若气囊压力 $<25cmH_2O$，可导致气道漏气，且气囊压力 $<20cmH_2O$ 是呼吸机相关性肺炎（ventilator associated pneumonia，VAP）发生的独立危险因素，VAP 的发生

率将提高 4 倍以上。国外众多研究将气囊压力的正常范围设置为 20~30cmH$_2$O，但国内外指南推荐气囊压力需保持在 25~30cmH$_2$O 以有效封闭气道。

1. 影响因素

(1)体位：平卧时，患者气管后壁的膜性结构缺少前侧壁软骨结构的支撑，压迫后易出现黏膜损伤，发生人工气道最严重的并发症——气管食管瘘。临床护理工作中注意不采取或尽量减少平卧位的时间。

(2)吸痰：可引起患者咳嗽，导致患者气囊压力明显升高。吸痰后，气囊压力会下降至正常低限。

(3)吞咽反射：无吞咽反射时气囊压力保持在常压状态，保持漏气处于低水平状态，而吞咽时气囊压力相对增高，导致漏气速度相对加快。

(4)年龄：老年人生理退化，环状软骨出现钙化，气管壁的弹性纤维减少，支气管壁变硬，管腔扩大，气道压力增高，气囊压力增大。

2. 监测方法

(1)触摸判断法：用注射器接气囊连接口进行充气，用手触摸气囊，感受压力大小。此种方法可导致压力过大，《2014 人工气道气囊的管理专家共识》指出，触摸法判断时，气囊压力甚至高于 28kPa(210mmHg)，因此，不宜采用根据经验判定充气的触摸法充气。

(2)最小闭合技术：指吸气时刚好无气体漏出。将听诊器置于患者气管处向气囊内注气，直至听不到漏气声为止，抽出 0.5mL 气体，可闻及少量漏气声，再注气，直到再吸气时听不到漏气声为止。但定时充放气，压力忽高忽低，易造成气管黏膜损伤。

(3)最小漏气技术：指吸气时有少量气体漏出。充气方法为将听诊器置于气管处，向气囊内打气，直至听不到漏气声为止，往外抽气，每次 0.1mL，直至吸气时听到少量漏气声为止，为最小漏气技术。该技术优点为减少潜在的气道损伤；缺点是操作烦琐，易发生误吸，对呼吸机通气有影响。

(4)气囊压力表监测法：临床中首先选择使用气囊压力表监测。

二、循环系统监测技术

循环系统由心脏、血管和调节血液循环的神经体液组成。其生理功能是为全身组织器官运输血液。通过血液将氧、营养物质和激素等供给组织，并将组织代谢废物运走，以保证人体正常新陈代谢的进行。心肌细胞和血管内皮细胞能分泌心钠素、内皮素、内皮依赖舒张因子等活性物质，说明循环系统也具有内分泌功能。循环系统疾病包括心脏和血管病，统称心血管病。

(一)循环系统的结构功能

1. 心脏

心脏是一个中空的肌性器官，有左心房、左心室、右心房、右心室四个腔。左心室与左动脉相连，右心室与肺动脉相连，左心房与肺静脉相连，右心房与上、下腔静脉相连。左、右心房和左、右心室之间均由间隔隔开，互不相通，心房与心室之间有瓣膜。

2. 血液循环系统

血液循环系统的血管分动脉、毛细血管和静脉三类。动脉的主要功能为输送血液到组织器官。其管壁有肌纤维和弹力纤维，能保持一定的张力和弹性，并能在各种血管活性物质的作用下收缩和舒张、改变外周血管的阻力，故又称"阻力血管"。毛细血管是血液与组织液交换营养物质和代谢产物的场所，故又称"功能血管"。静脉的主要功能是汇集从毛细血管来的血液，从组织器官将血液送回心脏，其容量大，故又称"容量血管"。阻力血管与容量血管对维持和调节心功能有重要作用。

3. 调节循环系统的神经、体液因素

(1)调节循环系统的神经因素：有两组，即交感神经和副交感神经。当交感神经兴奋时，通过肾上腺素能和β受体结合，使心率加快，心肌收缩力增强，外周血管收缩，血管阻力增加，血压升高。当副交感神经兴奋时，通过乙酰胆碱能受体使心率减慢，心肌收缩力减弱，外周血管扩张，血管阻力减小，血压下降。

(2)调节循环系统的体液因素：如肾素-血管紧张素-醛固酮系统(RAAS)、血管内皮因子、电解质、某些激素和代谢产物等。RAAS是调节钠钾平衡、血容量和血压的重要因素。血管内皮细胞生成的收缩物质，如内皮素(ET-1)、血管收缩因子(EDCF)等具有收缩血管作用，内皮细胞生成的舒张物质，如前列环素(PGI$_2$)、内皮依赖舒张因子(EDRF)等具有扩张血管作用。这两类物质的平衡对维持正常的循环功能起着重要作用。

(二)心电图基础知识

1. 心电图各波段的组成

(1)最早出现的幅度较小的P波，反映心房的除极过程。

(2)P-R段反映心房复极过程及房室结、希氏束、束支的电活动；P波与P-R段合计为P-R间期，反映自心房开始除极至心室开始除极的时间。

(3)幅度最大的QRS波群，反映心室除极的全过程。

(4)除极完毕后，心室的缓慢和快速复极过程分别形成了ST段和T波；Q-T间期为心室开始除极至心室复极完毕全过程的时间。

2. 心电图各波意义

心电图是由一系列的波组所构成，每个波组代表着每一个心动周期。一个波组包括P波、QRS波群、T波及U波。

(1)P波：心脏的激动发源于窦房结，然后传导到达心房。P波由心房除极所产生，是每一波组中的第一波，它反映了左、右心房的除极过程。前半部分代表右心房，后半部分代表左心房。

(2)QRS波群：典型的QRS波群包括三个紧密相连的波，第一个向下的波称为Q波，继Q波后的一个高尖的直立波称为R波，R波后向下的波称为S波。因其紧密相连，且反映了心室电激动过程，故统称为QRS波群。这个波群反映了左、右两心室的除极过程。

（3）T波：T波位于S-T段之后，是一个比较低而占时较长的波，它是心室复极所产生的。

（4）U波：U波位于T波之后，比较低小，其发生机理未完全明确，一般认为是心肌激动的"激后电位"。

（三）心功能评定

常用的心功能评定方法包括对体力活动的主观感觉分级（如心脏功能分级、自觉用力程度分级）、超声心动图、心脏负荷试验（如心电运动试验、超声心动图运动试验、核素运动试验、6分钟步行试验）等。心功能分级通常采用美国心脏协会的分级方法，见表4-1。

表4-1　心脏功能分级及治疗分级（美国心脏协会）

临床情况	分级	持续-间歇活动的能量消耗（千卡/分）	最大代谢当量（METs）
功能分级	Ⅰ级患有心脏疾病，其体力活动不受限制。一般体力活动不引起疲劳、心悸、呼吸困难或心绞痛	4.0~6.0	6.5
	Ⅱ级患有心脏疾病，其体力活动轻度受限制。休息时无症状。一般体力活动时，引起疲劳、心悸、呼吸困难或心绞痛	3.0~4.0	4.5
	Ⅲ级患有心脏疾病，体力活动明显受限制，休息时无症状，但小于一般体力活动时，即可引起疲劳、心悸、呼吸困难或心绞痛	2.0~3.0	3.0
	Ⅳ级患有心脏疾病，不能从事任何体力活动，休息时也有心功能不全或心绞痛症状，进行任何体力活动均可使症状加重	1.0	1.5
治疗分级	A：患有心脏疾病，其一般体力活动不应受任何限制治疗； B：患有心脏疾病，其一般体力活动不应受限，但应避免重度或竞赛性用力； C：患有心脏疾病，其一般体力活动应中度受限，较为费力的活动应予以中止； D：患有心脏疾病，其一般体力活动应严格受到限制； E：患有心脏疾病，必须完全休息，限于卧床或坐椅子		

三、泌尿系统监测技术

泌尿系统由肾脏、输尿管、膀胱、尿道及有关的血管和神经组成，是人体代谢产物的重要排泄途径，被排出的物质一部分是营养物质的代谢产物；另一部分是衰老的细胞被破坏时所形成的产物。此外，排泄物中还包括一些随食物摄入的多余物质，如多余的水和无机盐类。因此，泌尿系统能调节水盐代谢和酸碱平衡，并产生多种具有生物活性的物质，对维持机体内环境的稳定有重要作用。

泌尿系统监测对泌尿系统疾病的诊断、疗效观察，以及对其他系统疾病的诊断、预后判断都具有重要参考价值。

（一）尿量监测

1. 定义

尿量是指 24 小时内排出体外的尿液总量。尿量的多少主要取决于肾小球的滤过率、肾小管的重吸收和稀释与浓缩功能。

2. 正常尿量监测

尿量变化与周围环境、食物种类、年龄、精神因素、活动量等有关。成人 24 小时尿量为 1000～2000mL。

3. 异常尿量监测

多尿、少尿、无尿是泌尿系统十分常见的症状，是帮助判断肾脏功能的重要指标。

（1）多尿：一般 24 小时大于 2500mL 即为多尿，见于短时间内大量饮水、糖尿病、尿崩症、慢性肾炎、神经性多尿、肾移植早期肾小管重吸收功能尚未恢复时。

（2）少尿：成人 24 小时尿量少于 400mL，或每小时少于 17mL；学龄前儿童 24 小时尿量少于 300mL；婴幼儿 24 小时尿量少于 200mL，见于急性肾小球肾炎、肾功能不全、肾移植患者出现排斥反应时、脱水、血液浓缩等。

（3）无尿：成人 24 小时尿量少于 100mL，小儿少于 50mL，如急性肾功能衰竭、肾功能衰竭尿毒症期。

（二）尿流监测

1. 定义

尿流率是泌尿科术语，是指单位时间内自尿道外口排出体外的尿量，即尿流速度。尿流率是否正常不但取决于尿流速度，尿流率变化曲线也受到各种因素或病因的影响。尿流率的参数和形态不仅取决于尿道阻力，也与膀胱逼尿肌功能有关，因此尿流率减低可能与尿道阻力增加有关，也可能为逼尿肌收缩力下降所致。如需要做进一步判断，行以膀胱内压力测定为主的尿动力学检查。

2. 临床意义

尿流率监测是尿动力学检查中应用最为广泛的，也是唯一的无创检查。

3. 尿流率检测方法

尿流率测定的相关仪器称尿流率仪。从技术层面看，尿流率测定的基本原理有以下几种。

（1）体积-时间测定法：通过一定时间间隔内排出尿液的体积计算尿流率，由于不是瞬时尿流率，不能完全反映真正的尿流状态，仅早期尿流率测定曾采用该原理，现已基本弃用。

（2）空气置换法：尿流逐步置换容器内的空气，并通过测量圆柱体测出空气排出的速率，从而计算出尿流率。目前临床应用较少。

（3）重量-时间法：或称承重法，是目前较为常用的一种测定方法。主要原理是测定瞬时尿量的增加，以计算排出尿液的速率（尿流率）。

（4）转盘式：为 Dantec 公司专利产品，其原理是尿流流入一特殊匀速旋转的圆盘，因尿流增加了旋转阻力，为保持圆盘的旋转速度不变，电流相应增加，可通过测量电流的变化而计算出尿流率。

4. 尿流率参数

尿流曲线的记录以时间为 X 轴，尿流率为 Y 轴。尿流率的单位为 mL/s。尿流率检查记录的常用参数如下。

（1）膀胱容量：开始排尿时的膀胱容量（排出尿量+排尿后残余尿量）。

（2）排出容量：检查时实际排出的尿量，用 $Vcomp$ 表示。

（3）尿流时间：实际排尿的时间，以 T_0 表示。

（4）总排尿时间：本次排尿开始时直至排尿结束的时间，其中包括排尿中断的间期。正常值为排出尿量 100mL，则 10 秒为上限，排出尿量 400mL，则 23 秒为上限。以 T_{100} 表示。

（5）持续排尿：一次排尿尿线未出现中断。

（6）间断尿流：一次排尿尿线出现中断。

（7）最大尿流率：一次排尿时出现的最大尿流率，如存在腹压影响，因腹压所致的尿流率增高不能作为最大尿流率。以 Q_{max} 表示。

（8）最大尿流率时间：从出现尿流时至达到最大尿流率的时间。无论正常或梗阻，最大尿流率通常出现在总排尿时间的三分之一以内。以 TQ_{max} 表示。

（9）平均尿流率：排出尿量除以尿流时间。只有持续尿流时平均尿流率才有价值。间断排尿和排尿末滴沥时平均尿流率无价值。以 Q_{ave} 表示。

（10）排出尿量 95% 时间：尿量排出 95% 时的时间。如出现间断排尿或排尿滴沥，则该参数的价值受到明显影响。

（11）最大尿流率至 95% 排出尿量时间：即达到最大尿流率后至排出 95% 尿量的时间。

四、腹内压监测

腹内压是腹腔密闭腔隙内稳定状态的压力，主要由腹腔内脏器的静水压产生。腹腔内压力无衡定指标，它可随腹壁肌肉的舒缩、膈肌上下活动及肠蠕动、膀胱充盈度等变化，如用力、咳嗽等均会增加腹内压。腹内高压在重症患者中并不鲜见，文献报道 ICU 中其发生率可达 30% ~ 40%。腹内高压可引起器官组织低灌注，甚至发展至腹腔间隔室综合征（abdominal compartment syndrome，ACS），导致出现多器官和系统功能障碍，给救治带来很大挑战。故做好腹内压监测，对重症患者的治疗具有重要意义。

1. 定义

腹内压是腹腔密闭腔隙内稳定状态的压力，主要由腹腔内脏器的静水压产生。

2. 正常值监测

健康成年人腹内压范围为 0 ~ 0.667kPa（0 ~ 5mmHg）；儿童低于成年人；肥胖症患者、孕妇腹内压慢性升高可达 1.33 ~ 2kPa（10 ~ 15mmHg）而不导致器官生理功能障碍；

ICU 内重症患者由于液体潴留、腹部手术、使用呼吸机等原因，通常导致腹内压高于正常值，一般维持在 0.667～0.933kPa(5～7mmHg)。

3. 异常值监测

(1)腹腔内高压指 4～6 小时内 3 次准确地测量腹内压，其最小值 >1.6kPa (12mmHg)和(或)两次测量腹腔灌注压<8kPa(60mmHg)。

(2)腹腔灌注压(APP)＝平均动脉压－腹内压。

(3)腹内高压的常见原因：创伤和腹腔出血、腹部手术、后腹腔出血、腹膜炎、肠梗阻等。

(4)腹内高压根据腹腔内压力可分为四级：Ⅰ级，1.6～2kPa(12～15mmHg)；Ⅱ级，2.13～2.67(16～20mmHg)；Ⅲ级，2.8～3.33kPa(21～25mmHg)；Ⅳ级，>3.33kPa (25mmHg)。

4. 监测方法

(1)直接腹内压测量：是指直接置管于腹腔内，然后连接压力传感器，或在腹腔镜手术中通过气腹机对压力连续监测。

(2)间接腹内压测量：通过测定内脏压力间接反映腹腔内压力，如膀胱、下腔静脉、胃、直肠的压力。

五、血糖监测技术

血糖监测是糖尿病管理中的重要组成部分，其结果有助于评估糖尿病患者糖代谢紊乱的程度，制定合理的降糖方案，同时反映降糖治疗的效果并指导治疗方案的调整。随着科技的进步，血糖监测技术也有了飞速的发展，使血糖监测越来越准确、全面、方便。目前临床上血糖监测方法包括患者利用血糖仪进行的自我血糖监测(SMBG)、连续监测 3 天血糖的动态血糖监测(CGM)、反映 2～3 周平均血糖水平的糖化血清蛋白(GSP)和反映 2～3 个月平均血糖水平的糖化血红蛋白(HbA1c)等测定。其中患者自我监测血糖是血糖监测的基本形式，HbA1c 是反映长期血糖控制水平的金标准，而 CGM 和 GA 是上述监测方法的有效补充。

(一)自我血糖监测(SMBG)

1. 概述

SMBG 是最基本的评价血糖控制水平的手段，能反映实时血糖水平，评估餐前和餐后高血糖，以及生活事件(锻炼、用餐、运动及情绪应激等)和降糖药物对血糖的影响，及时发现低血糖，有助于为患者制定个体化生活方式干预和优化药物干预方案，提高治疗的有效性和安全性。

2. 临床意义

SMBG 作为糖尿病自我管理的一部分，可以帮助糖尿病患者更好地了解自己的疾病状态，按需调整行为及药物干预，从而提高治疗的依从性。

3. SMBG 监测频率

SMBG 监测频率根据《中国 2 型糖尿病防治指南》推荐。

（1）使用胰岛素治疗的患者，在治疗的开始阶段每天监测≥5 次，达到监测目标后可每天监测血糖 2～4 次。

（2）非胰岛素治疗的患者，在治疗开始阶段每周监测 3 天，5～7 次/天，达到治疗目标后可每周监测 3 天，2 次/天。

（3）若患者的血糖控制较差或病情危重时，则应每天监测 4～7 次，直到病情稳定、血糖得到控制为止；患者的病情稳定或已达血糖控制目标时，则每周监测 3 天，2 次/天。

4. SMBGS 监测时间

监测时间可选择一天中不同的时间点，包括餐前、餐后 2 小时、睡前及夜间。

（1）空腹血糖：可以反映前一天晚上的用药是否可以控制血糖到次日晨（即降糖药的远期疗效），还可以间接反映机体自身基础胰岛素的分泌情况。

（2）午餐、晚餐前血糖：可用来指导患者调整进食量和餐前注射胰岛素（或口服降糖药）的量。

（3）三餐后血糖：可以反映饮食控制和用药后的综合治疗效果，便于指导饮食和药物治疗；还可以间接反映进餐刺激后胰岛素的分泌情况。

（4）睡前血糖：反映胰岛细胞对进食晚餐后高血糖的控制能力。监测睡前血糖主要是为了指导患者科学加餐。

（5）夜间血糖：胰岛素治疗已接近达标但空腹血糖仍高者，或疑有夜间低血糖者需监测夜间血糖。

（二）糖化血红蛋白（HbA1c）的测定

1. 概述

HbA1c 是反映既往 2～3 月平均血糖水平的指标，在临床上已作为评估长期血糖控制状况的金标准，也是临床决定是否需要调整治疗的重要依据。

2. 临床意义

（1）糖化血红蛋白的测定用于评定糖尿病的控制程度。当糖尿病控制不佳时，糖化血红蛋日浓度可高至正常值 2 倍以上。

（2）HbA1c 水平低于确定的参考范围，可能表明最近有低血糖发作、Hb 变异体存在或红细胞寿命短。

（3）HbA1c 能够反映过去 2～3 个月血糖控制的平均水平，它不受偶尔一次血糖升高或降低的影响，因此对糖化血红蛋白进行测定，可以比较全面地了解过去一段时间的血糖控制水平。

（三）糖化血清蛋白（GSP）测定

1. 概述

糖化血清蛋白（GSP）是血中葡萄糖与血浆蛋白（约 70% 为白蛋白）发生非酶促反应的产物。各种血清蛋白质与糖的结合过程基本相同，蛋白质分子上非离子型的 ε-氨基或 α-氨基与醛糖上的羧基形成不稳定加合物，即席夫碱。这是一可逆反应，席夫碱既可解离为蛋白质与醛糖，又可通过转位重排生成较稳定的酮胺，其结构类似果糖胺

（FA），故 GSP 测定又称为果糖胺测定。由于白蛋白在体内的半衰期较短，为 17～19 天，所以 GSP 水平能反映糖尿病患者检测前 2～3 周的平均血糖水平。

2. 临床意义

GSP 测定方法简易、省时且不需要特殊设备，可广泛适用于基层医疗单位。但由于 GSP 测定是反映血浆中总的糖化血浆蛋白质，其值易受血液中蛋白浓度、胆红素、乳糜和低分子物质等的影响，故 GSP 检测法特异性差。

（四）动态血糖监测（CGM）

1. 定义

CGM 是指通过葡萄糖感应器监测皮下组织间液的葡萄糖浓度而反映血糖水平的监测技术，可以提供连续、全面、可靠的全天血糖信息，了解血糖波动的趋势。因此，CGM 可成为传统血糖监测方法的一种有效补充。

2. 临床应用

CGM 仪器有两种，分别是回顾式 CGM 和实时 CGM，目前我国临床上应用的主要为回顾式 CGM。作为一种新型的血糖监测技术，CGM 检查的费用还较为昂贵，因此在临床应用过程中，要掌握好监测的适应证和时机，并充分利用其优势，最大化地发挥它的临床价值。CGM 主要的优势在于能发现不易被传统监测方法所探测到的高血糖和低血糖，尤其是餐后高血糖和夜间的无症状性低血糖。

3. 正常参考值

目前有许多动态血糖的相关指标可供选用，但无论是何种指标，其原理均为经过对血糖值进行统计学转换及计算而得出，主要区别在于反映血糖水平、血糖波动及低血糖风险等方面的侧重点有所差异。临床应用中应根据不同的评估目的有针对性地进行选择。对于动态血糖的正常值，国际上尚缺乏公认的标准。目前国内推荐以 24 小时平均血糖值<6.6mmol/L，24 小时血糖≥7.8mmol/L 及≤3.9mmol/L 的时间百分率分别<17%（4 小时）、<12%（3 小时）；平均血糖波动幅度（MAGE）及血糖标准差（SDBG）分别<3.9mmol/L、1.4mmol/L 作为中国人动态血糖正常参考值标准。

六、颅内压监测技术

颅内压监测可通过硬膜外、硬膜下、脑实质及脑室植入颅内压探头来实现，目前临床上以脑室内压力为金标准，可以准确了解颅内压的变化，帮助判断疾病的治疗效果及预后。

（一）颅内压增高

1. 定义

正常成人颅内压保持在 70～180mmH$_2$O（0.69～1.77kPa），儿童颅内压正常值为 50～100mmH$_2$O（0.4～1.0kPa）。若持续>200mmH$_2$O 时为颅内压增高。颅内压增高是神经外科常见的综合病症，主要表现为脑膨出、脑移位、脑血流量减少，严重时可以导致库欣反应综合征、脑疝等，危及患者的生命安全。

2. 异常监测

（1）头痛是颅内压增高最早出现并且是最常见的症状之一。程度轻重不一，以早晨或晚间较重。部位多在额部及颞部，可从颈枕部向前方放射至眼眶。性质以胀痛和撕裂痛为多见。头痛常呈持续性或阵发性加重，大便、用力、咳嗽、弯腰或低头时均可使头痛加重。

（2）头痛剧烈时，患者可出现恶心和呕吐。呕吐常呈喷射状，与进食无直接关系，但较易发生于饭后，严重时可导致水、电解质紊乱。呕吐后头痛可稍缓解。

（3）视盘水肿是颅内压增高的重要体征之一，表现为视神经乳头充血水肿、边缘模糊不清、中央凹陷消失、视盘隆起、视网膜静脉怒张等。

（4）急性颅内压增高时常有进行性意识障碍。疾病初期可出现嗜睡、反应迟钝，严重病例可出现昏睡、昏迷。慢性颅内压增高的患者，往往神志淡漠，反应迟钝，症状时轻时重。

（5）早期生命体征变化为血压升高，脉搏缓慢有力，呼吸加深变慢，体温升高。病危状态时则血压下降，脉搏细速，呼吸不规则甚至呼吸停止，终因呼吸、循环衰竭而死亡。

（6）脑疝是颅内压增高的严重后果，由于颅内压增高超过一定限度，脑组织可从高压力区向低压力区移位，导致脑组织、血管及脑神经等重要结构受压和移位，有时被挤入硬脑膜的间隙或孔道，从而产生一系列严重临床症状和体征。常见的有小脑幕切迹疝、枕骨大孔疝、大脑镰下疝。

（7）小儿患者可有头颅增大、前囟饱满、颅缝增宽或分裂。头颅叩诊时呈"破罐声"及头皮和额眶部浅静脉扩张。

（二）低颅内压综合征

1. 定义

在安静状态下，有严重的头昏，平卧时症状减轻，坐起时症状加重，腰椎穿刺颅内压低于 50mmH$_2$O，为低颅内压综合征。

2. 异常监测

（1）体位性头痛：头高位（如坐位或立位）时头痛立即出现或加重，平卧位或头低位时头痛消失。

（2）呕吐：常于头痛较剧时发生，可伴有恶心。频繁呕吐时可因脱水而使头痛加重。

（3）常见症状有头昏、耳鸣、乏力、畏光、暂时性尿崩、癫痫样发作、精神障碍和低热等，意识障碍多见于颅脑外伤或颅脑手术引流所致的低颅内压综合征者，极少数患者可出现缓脉、血压升高、视盘水肿和外展神经不全麻痹等类似高颅内压综合征症状。

七、意识监测技术

1. 定义

意识在医学中指大脑的觉醒程度，是中枢神经系统对内、外环境刺激做出应答反应的能力，或机体对自身及周围环境的感知和理解能力。意识内容包括定向力、感知力、注意力、记忆力、思维、情感和行为等，是人类的高级神经活动，可通过语言、躯体运动和行为等表达出来。

2. 评分量表

格拉斯哥昏迷评分（Glasgow coma scale，GCS）是目前广泛应用、具有良好重复性的评分系统。

表4-2　格拉斯哥昏迷评分量表

项目	评分	反应
睁眼反应 （E）	自主睁眼	4
	语言命令睁眼	3
	疼痛刺激睁眼	2
	无睁眼	1
	因眼肿、骨折等不能睁眼，以 C（closed）表示	C
语言反应 （V）	语言正确	5
	语言含糊	4
	语言错乱	3
	只能发音	2
	无语言反应	1
	因气管插管或切开无法正常发声，以 T（tube）表示	T
	平素有言语障碍史，以 D（dysphasic）表示	D
运动反应 （M）	遵嘱运动	6
	疼痛定位	5
	逃避疼痛	4
	疼痛刺激屈曲	3
	疼痛刺激伸肢	2
	无运动反应	1

评分结果：正常15分，最低3分。评分越低，表明意识障碍越重。轻度意识障碍12～14分，中度意识障碍9～11分，昏迷3～8分。

表4-3　儿童格拉斯哥评分量表（GCS）

项目	评分	反应
睁眼反应	自主睁眼	4
	呼唤睁眼	3
	疼痛刺激睁眼	2
	无睁眼	1

项目	评分	反应
语言反应	微笑，声音定位，注视物体，互动	5
	哭闹，但可以安慰：不正确的互动	4
	对安慰异常反应，呻吟	3
	无法安慰	2
	无语言反应	1
运动反应	可按指令吩咐动作	6
	对疼痛刺激定位反应	5
	对疼痛刺激肢体屈曲反应	4
	对疼痛刺激肢体异常屈曲	3
	对疼痛刺激肢体异常伸展	2
	对疼痛刺激无反应	1

评分结果：正常15分，最低3分。评分越低，表明意识障碍越重。12~14分为轻度障碍，9~11分为中度障碍，3~8分为重度障碍(多呈昏迷状态)。

八、肌力监测技术

1. 定义

肌力是指肌肉收缩产生的力量，起到姿势的维持、运动的控制或启动的作用。肌力的评定是在肌力明显减弱或功能活动受到影响时检查相关肌肉或肌群的最大收缩力量。

肌无力又称肌力低下，是指一块肌肉或肌群主动收缩的能力下降，甚至丧失。肌力低下常见于原发性肌病、神经系统疾病、长期制动引起的肌肉失用等。

2. 评定方法

(1)肌力的六级记录法，具体如下。

0级：完全瘫痪。

1级：肌肉收缩，但不能产生运动。

2级：肢体能在床面上移动，但不能抵抗自身重力，即不能抬起。

3级：肢体能抵抗重力离开床面，但不能抵抗阻力。

4级：肢体能做抗阻力动作，但动作不完全。

5级：正常肌力。

(2)徒手肌力评定方法：徒手肌力评定是在特定体位下让患者做标准动作，通过触摸肌腹、观察肌肉克服自身重力或对抗阻力完成动作的能力，判断肌力减弱的部位和程度；协助某些神经肌肉疾病损伤进行定位诊断；预防肌力失衡引起的损伤和畸形。

九、肌张力监测技术

1. 定义

肌张力是指肌肉在静息状态下的一种不随意的、持续的、细小的收缩，是被动活动肢体或按压肌肉时所感觉到的阻力，是维持身体各种姿势和正常活动的基础。肌张力的正常与否主要取决于外周神经和中枢神经系统的支配情况，中枢神经系统和外周神经损伤常导致肌张力异常。因此，肌张力的评定是神经系统损伤后运动功能评定的重要组成部分。

2. 评定方法

（1）肌张力低下：肌张力低下的评定相对较为简单，可将其严重程度分为轻度、中到重度两级评定，具体评定标准见表4-4。

表4-4　肌张力低下评定标准

级别	评定标准
轻度	肌张力降低；肌力下降；将肢体置于可下垂的位置上并放开时，肢体只能保持短暂的抗重力，旋即落下；仍存在一些功能活动
中度到重度	包括肌张力显著降低或消失；徒手肌力评定肌力0级或1级；将肢体置于可下垂位置上并放开时，立即落下；不能进行任何功能活动

对于上肢肌张力弛缓的患者可采用上肢下落试验评定。评估者通过上肢突然下落时"卡住"来评定患者自主本体感觉反应的强度。肌张力正常的上肢可表现为瞬间的下落，然后"卡住"并保持姿势；而肌张力弛缓的上肢则表现为下落迅速；肌张力过强的上肢表现为下落弛缓和抵抗。

（2）肌张力的等级评分方法分级：见表4-5。

表4-5　肌张力的等级评分方法分级

分级	表现
0级	无反应（肌张力弛缓）
1级	反应减退（肌张力低）
2级	正常反应（肌张力正常）
3级	逾常反应（轻或中度肌张力高）
4级	持续反应（严重肌张力高）

（3）肌张力的神经科分级方法：见表4-6。

表4-6 肌张力的神经科分级方法

分级	表现
0级	肌张力降低
1级	肌张力正常
2级	肌张力稍高，但肢体活动未受限
3级	肌张力高，肢体活动受限
4级	肌肉僵硬，肢体被动活动困难或不能

第三节　监测规范化管理措施

一、规范化管理规定

（1）根据国家和本地区的有关法规、政策、标准制定相关规定，以保证医疗质量和医疗安全。

（2）医疗机构应当加强临床监测建设和管理，规范临床监测行为，保证监测方法及项目安全、准确、及时、有效、经济、便民、保护患者隐私。

（3）按照《医疗机构管理条例》的有关规定，设定临床监测项目，提供临床监测内容。

（4）医疗机构的临床监测项目及内容应当满足临床工作的需要，且具备与其临床监测工作相适应的专业技术人员、场所、设施、设备等条件。

（5）医疗机构应当建立健全并严格执行各项规章制度，严格遵守相关技术规范和标准，保证临床监测质量。

（6）专业技术人员应当具有相应的专业学历，并取得相应专业技术职务任职资格，及时更新临床监测项目和临床监测方法。

（7）监测内容应包括：患者姓名、性别、年龄、ID号/住院号；检验项目、检验结果和单位、参考范围、异常结果提示；必要时提供操作者姓名、审核者姓名、标本接收时间、报告时间等。

（8）诊断性监测数据结果应当由执业医师出具。

二、质控方法

（1）医疗机构应当加强临床监测质量控制和管理。

（2）医疗机构应当制定并严格执行临床监测项目标准操作规程和监测仪器的标准操作、维护规程。

（3）医疗机构临床监测使用的仪器、试剂和耗材应当符合国家有关规定。

（4）医疗机构应当保证监测系统的完整性和有效性，对需要校准的监测仪器、项目和对监测结果有影响的辅助设备定期进行校准。

（5）定期对开展的临床检验项目进行质量控制，绘制质量控制图。出现质量失控现象时，应当及时查找原因，采取纠正措施，并详细记录。

（6）医疗机构应当制定各类意外事故的预防措施和应急预案。

第四节　设备异常评估与处理

随着多学科对现代医学的不断渗透，医疗仪器设备的发展日新月异，为临床医学和教学科研提供了及时、准确、高效、可靠的技术手段。随着医疗仪器设备不断精密化及众多因素的影响，在其使用过程中，难免会出现各种不同程度的故障，影响仪器设备的正常运行。因此，如何维护与保养医疗设备以提高其利用率是医疗仪器设备科学化管理所面临的主要问题。

一、常见仪器异常及处理

神经外科常见的仪器有心电监护仪、中心供氧装置、中心吸引装置、简易呼吸器、呼吸机、颅内压监护仪、血糖仪、鼻饲泵、微量注射泵、输液泵等，下面就以上仪器常见故障分别进行阐述。

（一）心电监护仪

1. 概述

心电监护仪是现代医学必不可缺的仪器设备，可以持续不间断地检测患者的实时动态生理参数，并与已知设定值进行比较，检验出变化趋势，指出临危情况，为医生采取紧急措施争取宝贵的时间，及时采取治疗措施，防止病情的延误和并发症的发生。监护仪应用过程中也会发生一系列的故障，往往会影响监护效果，对患者的治疗造成误诊等不良影响，因此监护仪需要操作人员严格按要求操作，不断总结经验，做到细心、耐心，尽量避免使用过程中人为故障。正确的维修及有效的养护能延长使用寿命，提高临床对心电监护仪的使用效率。所以，学会对心电监护仪异常表现的分析判断和正确处理非常重要。

2. 表现

（1）显示器黑屏：①液晶显示屏破裂或液晶屏灯管损坏。②高压启动电路板故障。③电源板无电压输出或与屏的连线脱落。

（2）导联脱落：①通过机器固有心电图波形模拟显示，如果有心电图波形显示，说明心电模块是好的，故障出在机器外围附件。②如果无心电图波形显示，说明心电模块故障。原因可能是：导联线断裂、导联线接头与机器连接不正确、电极位置粘贴错误、皮肤与电极接触不良。

（3）血氧饱和度波形、脉搏均不显示：①通过机器固有血氧饱和度波形、脉搏模拟显示，如果有血氧饱和度波形及脉搏显示，说明血氧饱和度模块是好的，故障出在机器外围附件。②如果无血氧饱和度波形显示，说明血氧饱和度模块故障。③如果故障出在机器外围附件，血氧饱和度波形及脉搏均不显示，原因可能是血氧饱和度连线接头与机器连接不正确或导联线断裂。

（4）血氧饱和度无显示：①患者移动过度。②灌注太低。③血氧探头红光闪烁不定。④通过机器固有血氧饱和度波形、脉搏模拟显示，开机自检通过后，血氧饱和度探头能发出红光，并能测量出脉搏，但不能测量出血氧饱和度的值，也不显示血氧饱和度波形。出现此现象一般是血氧饱和度探头红外发光部分损坏。

（5）血压测不出：①设备使用时间较长，气压泵上连接的气路胶管老化，接头处脱落或袖带松动。②胶管与机器连接处未连接好。③袖带内胶皮带破裂。④袖带放置的位置不对，患者心律不齐以及测量期间肢体移动或患者处于休克状态等都会出现测量不准确。

（6）ECG 基线游走不定：①间断性的游走不定常由电极、拉线、电线连接不良造成。②连续性游走常由呼吸费力造成。③仪器潮湿、电极片接触不良。

（7）有心电图未显示心率：①探头没有连接或者是探头出现损坏而导致的。②心电信号过高或是过低，导致观察困难。③注意心率来源是 PLETH 还是 ECG。

（8）误报警的出现：①各参数上、下界限调整不合适。②外界干扰或肌肉震颤误报不规则心律。③电极片内导电糊干涸；电极片过敏或人为刺激电极片周围而出现形似室颤而误报。

3. 处置

（1）黑屏处置措施：①更换新的显示屏或灯管。②检查电源连接。③重新连接各部位软线与输出插头。

（2）导联脱落处置措施：①检修心电模块，或更换心电模块。②更换新导联线。③正确连接接头。④正确粘贴电极。⑤用酒精和棉球小心擦拭放置电极部位皮肤表面，或刮除皮肤上的毛发，或清洁干燥性或油性皮肤粘贴电极的位置，由于消毒液及其他液体的浸透而脱落时可在电极表面粘贴防水胶布。

（3）血氧饱和度波形、脉搏均不显示处置措施：①检修血氧饱和度模块，或更换血氧饱和度模块。②正确连接血氧饱和度连线接头。③修复或更换新的血氧饱和度检测探头。④更换手指测量。

（4）血氧饱和度无显示处置措施：①维修或更换血氧饱和度探头。②保证患者末梢循环，注意保暖。③将传感器移到活动少的肢体。④间断更换测量部位，防止指（趾）端血循环障碍引起的青紫、红肿现象发生。⑤避免血氧探头与血压测量在同侧手臂。⑥检查传感器性能，必要时进行修理。

（5）血压测不出处置措施：①紧固气压泵上连接气路胶管的接头。②重新连接袖带胶管与机器连接处。③选择合适的测量方式。④测量肢体应制动。

（6）ECG 基线游走不定处置措施：①重新连接各连线。②密切观察患者病情，查找原因做出相应的处理，必要时更换电极片。③更换电极片粘贴位置。

（7）有心电图未显示心率：①先检查心率来源是 PLETH 还是 ECG，再有针对性检查故障。②根据病情调节心率报警界限。

（8）误报警的处置措施：①根据患者病情适当调节高低限报警值。②避免手机等其他电磁波干扰。③观察患者电极片周围皮肤，必要时及时更换电极片。

4. 预防

预防措施如下：①加强医务人员心电监护仪使用培训。②正确连接并使用仪器。③定时清洁，防尘、防潮、防腐蚀。④定期进行仪器检修及保养。

（二）中心供氧装置

1. 概述

中心供氧装置是由气源、控制装置、供氧管道、用氧终端和报警装置等部分组成，是将氧气气源集中于一处，气源的高压氧气经减压后，通过管道输送到各个用气终端，在各个用气终端处设有快速插接的密封插座，插上用气设备（氧气湿化器、呼吸机等）即可供气。中心供氧装置主要用于医院病房、急救室、观察室和手术室等处的氧气供给，是重要的设备之一，需要定期进行维护和保养，出现故障要及时解决。

2. 表现

（1）氧管及氧气装置漏气：①氧管破损。②吸氧装置未正确安装。

（2）打开吸氧装置，流量浮标没有波动：①流量表内进水。②堵塞。

3. 处置

（1）氧管及氧气装置漏气处置措施：①更换新氧管，确保氧管通畅。②正确安装吸氧装置。

（2）打开吸氧装置，流量浮标没有波动处置措施：①避免安装吸氧装置时倒置。②流量主体内发生堵塞时应更换并送检维修。

4. 预防

（1）加强医务人员中心供氧装置相关知识培训。

（2）定期检查中心供氧装置工作状态，发现问题及时处置。

（3）定期检修仪表及安全阀。

（4）定期进行仪器保养，延长使用寿命。

（三）中心吸引装置

1. 概述

中心吸引装置主要由中心吸引站、管道、阀门及终端插头等组成。中心吸引站是由真空泵机组、真空容器、管道、阀门、中控柜和真空仪表等设备组成的独立操作间。中心吸引装置管路的末端，即输向患者的一端，连有快速接头（或一般接头），插入（或连接）防止液体倒流吸引装置等。通过真空泵机组的抽吸使吸引系统管路达到所需负压值，在手术室、抢救室、治疗室和各个病房的终端处产生吸力，提供医疗使用。

2. 表现

（1）吸引连接管不通畅：①吸痰连接管堵塞。②吸痰连接管扭曲、打折。③患者痰液黏稠,不易吸出。

(2)痰液逆流:①吸痰瓶满瓶。②痰液堵塞吸痰管。

(3)吸引压力过小或无负压:①吸引连接管打折或破损。②装置安装不正确。③装置出现异常。

3. 处置

(1)吸引连接管不通畅处置措施:①吸痰后及时冲洗吸引管。②保持吸引连接管通畅。③根据患者痰液黏稠度,选择合适的湿化方式,降低痰液黏稠度。

(2)痰液逆流处置措施:①及时更换负压筒。②吸痰后冲洗吸痰管。

(3)吸引压力过小或无负压处置措施:①连接管妥善放置,破损时应立即更换。②正确连接吸引装置。③更换负压表头,中心吸引无吸力时应打电话通知相应科室进行处理,保证中心吸引装置安全。

4. 预防

预防措施如下:①根据患者痰液性质,选择合适的湿化方式。②正确连接吸引装置。③妥善放置吸引装置,避免打折、扭曲。④吸痰后及时冲洗吸引管路。⑤定期进行装置的检修与保养。

(四)简易呼吸器

1. 概述

简易呼吸器又称加压给氧气囊,由球体、单向阀、压力安全阀、氧气储气阀、进气阀、面罩、氧气导管、储氧袋组成,是抢救危重患者时建立人工通气最简单的急救装置,相当于简易呼吸机,主要用于急诊抢救和危重患者转运场合,提高患者的生存率。做好日常的维护和保养可有效延长简易呼吸器的使用寿命,减少故障发生率。

2. 表现

(1)球体不好挤压:①气道阻力过高。②肺或胸廓顺应性低。③自发性呼气末压力高。④进气阀阻塞。⑤氧气流速过高,阻力增加。

(2)储氧袋塌陷:①氧气没开或开太小。②储氧袋漏气。

(3)球充气过慢:①氧气没开或开太小。②进气阀阻塞。

(4)每次换气皆释放压力:①气道阻力过高。②肺或胸廓顺应性低。③自发性呼气末压力高。④挤压容积过大。⑤氧气流量太大。

3. 处置

(1)球体不好挤压处置措施:①吸痰或给予支气管扩张剂。②改善患者病情,治疗肺疾病,降低每分通气量。③排除阻塞或更换呼吸囊。④增大流量。

(2)储氧袋塌陷处置措施:①增大流量。②密合漏气处或更换储氧袋。

(3)球充气过慢处置措施:①增大流量。②排除阻塞或更换储氧袋。

(4)每次换气皆释放压力处置措施:①吸痰或给予支气管扩张剂。②改善病情,降低每分通气量。③勿用力挤压球体。

4. 预防

(1)班班交接,检查简易呼吸器功能是否良好、处于备用状态。

（2）专人负责，每日检查各部件性能是否完好并记录，护士长每周检查。

（3）简易呼吸器每次用后应拆卸清洗、消毒处理。

（4）消毒后的部件应完全干燥，检查是否损坏，将部件依顺序组装，测试通过备用。

（5）储气袋擦拭消毒即可，禁用消毒剂浸泡，因其易损坏。

（6）气囊有裂隙、活瓣失灵、瓣膜粘连或闭合不全、面罩变形或漏气等，应及时更换。

（7）如遇多重耐药菌感染或特殊感染患者，可使用环氧乙烷熏蒸消毒。

（五）呼吸机

1. 概述

呼吸机是一种能够代替自主呼吸的医疗设备，主要由电路和气路两部分组成，是治疗和预防患者呼吸衰竭、减少并发症、延长患者生命的人工通气装置，属于现代医学领域内人工替代自主通气功能。呼吸机的原理是根据人体生理学特性，借助机器通气产生强制通气，是医院呼吸支持治疗和急救复苏患者所常用的医疗设备。呼吸机的运行状态关系到患者的生命安全和医疗质量的安全等级，也关系到医院抢救治疗患者的水平能力，故要确保呼吸机处于备用状态，保障其使用过程中的安全性和有效性。

2. 表现

（1）呼吸机不能正常启动：①主机故障：稳压器或主机保险丝烧断。②气源故障。③电源故障：未开启电源开关，电源插头和插座接触不良，呼吸机电路故障。

（2）呼吸机运转中突然停止工作：①突然停电，电源插头脱落。②稳压器或主机的保险丝烧断。

（3）氧浓度与实测值差异过大：①氧电池失效。②空氧混合器损坏。

（4）气道压力过低：①呼吸机管道脱开。②呼吸机管路漏气。③患者人工气道气囊充气不足。④气囊漏气或导管破裂。

（5）气道压力过高：①气道内分泌物潴留。②分泌物黏稠，不易吸出。③吸痰管插入深度不足，吸痰不充分。④气管、支气管痉挛。⑤参数设置不当。

（6）通气不足：①机械故障。②氧气压力不足。③管道连接不良或人工呼吸道漏气，患者与呼吸机脱离。

3. 处置

（1）呼吸机不能正常启动处置措施：①检修主机电路。②检查两种气源压力。③检修保险丝及电源。

（2）呼吸机运转中突然停止工作处置措施：①重新接通电源。②更换保险丝。

（3）氧浓度与实测值差异过大处置措施：①更换氧电池或关闭此功能。②检修或更换空氧混合器。

（4）气道压力过低处置措施：①重新连接管路。②更换新的呼吸机管路。③定时监测气囊压力。④更换人工气道导管。

（5）气道压力过高处置措施：①及时清理呼吸道分泌物。②合理湿化痰液。③加强翻身、叩背和体位引流。④应用祛痰剂配合理疗。⑤合理设置报警上限。

（6）通气不足处置措施：①维修或更换空压机。②保证气源的充足供给。③正确连接电源和管道，不打折、不受压，使管道保持正确角度。

4. 预防

（1）按照呼吸机的维护保养流程对呼吸机进行清洁消毒。

（2）保证各种管道、线路的通畅，保证呼吸机处于随时可以使用的状态。

（3）对呼吸机中的相关零件如空气过滤网、细菌过滤器、氧电池、流量传感器、呼出端过滤器和呼入端过滤器进行检查，如有损伤，及时维修更换。

（4）呼吸机的存放要做好隔热、防潮、抗震、防腐蚀。

（5）使用时注意正确连接相关管路。

（6）根据患者病情，设置合理的报警参数。

（六）颅内压监护仪

1. 概述

ICP 监护仪是指用于连续测量人体 ICP 的专用医疗器械，适用于颅脑损伤、脑缺氧、颅内占位病变、脑血管疾病和颅内炎症等引起的颅内压异常监测，对临床诊断具有指导意义。在设备使用过程中，医务人员应严格按照仪器操作规程开展临床诊疗活动，配合工程技术人员进行仪器的日常维护和保养，提高故障识别、判断分析和处理能力，消除安全隐患，提高开机率，为临床诊疗活动提供精准可靠的监测数据。

2. 表现

（1）探头故障：①传感器故障。②信号传输故障。

（2）监测值超过高压报警上限，未报警：①设置数值过高或过低，可引起非正常ICP"显示正常"。②报警信号检测电路具有分析压力信号过高或过低的功能，当该信号高于参考电压时，电路输出高电平，提示高压报警，反之为低电平，无报警显示。

（3）监护仪温度过高：①温度监测系统故障。②冷却风扇故障。③通风受阻。

3. 处置

（1）探头故障处置措施，具体如下。

1）监护仪重新连接 220V 交流电源，安装探头及电缆线，测试用引流袋注入 500mL 水，将探头置入引流袋后开机测试，调整探头上调零工具后触摸屏，显示 ICP 读数无反应，更换正常探头测试为改变。

2）使用数字示波器测试光电检测电路输出端信号，VT 集电极电压与电路电压（voltage circuit，Vcc）相同（未导通），LED 和 VT 直流供电电源正常，更换光电检测部件后开机测试正常，状态栏报警信息消失。

（2）监测值超过高压报警上限，但未报警的处置措施，具体如下。

1）使用压力模拟器和引流袋进行高压限值测试，将监护仪高压报警上限设置为 0.533kPa（4mmHg），压力模拟器设置为 1.33kPa（10mmHg），测试后压力值正常，且状态栏未显示"ICP 超过限值"，压力检测电路均正常。

2）测试高压报警比较器电路，输出端为低电平，测试参考电压与 Vcc 相同，反相输入端分压值异常，使用万用表测试焊接点及接地电阻 R_2，发现其阻值异常，更换后比较器 U 输出端为高电平，报警状态恢复正常。

（3）监护仪温度过高的处置措施，具体如下。

1）测试 ICP 监护仪内部温度，确认温度检测系统是否正常，如有异常及时检修。

2）确保冷却风扇启动中，转速和控制电路正常。

3）检查其后方通风口，清理通风口异物和灰尘，擦拭残留液体后静置风干。

4. 预防

（1）定期进行颅内压监护仪的检修与保养。

（2）使用时正确连接仪器。

（3）保持导线通畅，避免扭曲、打折。

（4）根据患者病情，合理设置报警值。

（七）血糖仪

1. 概述

应激性高血糖是指机体在内源性或外源性应激状态下血糖升高的一种病理生理现象，在急危重症患者中非常常见。床旁血糖仪又称血糖计，是一种测量血糖水平的电子仪器，从工作原理上分为光电型和电极型两种，与传统中心实验室大型检测设备相比，其小巧便携，可随时随地进行采样、分析及快速出具报告，对临床诊断具有快速反应价值。但受各种因素影响，其在使用过程中可能会出现一些故障，需要去鉴别、处理。

2. 表现

（1）插入血糖试纸，屏幕不显示数字：①血糖试纸未正确插入。②电池安装不正确或电力不足。③使用不配套的血糖试纸。

（2）采血样后未开始测试：①血样量不足。②重复使用血糖测试纸条。③血样采集位置错误。④使用了其他型号的血糖试纸条。

（3）插入血糖试纸显示"E-4"：用过的试纸插入到血糖仪中。

3. 处置

（1）插入血糖试纸，屏幕不显示数字的处置措施：①正确安装电池。②及时更换新的电池。③使用血糖仪专用的试纸。

（2）采血样后未开始测试处置措施：①立即重新采血，血量符合要求。②使用新的同一型号的血糖试纸条。③将血样采集于血糖试纸条的顶端。

（3）插入血糖试纸显示"E-4"处置措施：丢弃旧试纸，使用新的试纸重新测试。

4. 预防

（1）经专业培训和阅读说明书后方可操作。

（2）使用前确保电池电量充足。

（3）确保血糖试纸及一次性采血针在有效期内。

（4）试纸应原瓶保存，开瓶后应盖紧瓶盖，注明开启日期。

（5）使用 75% 酒精消毒后一定要晾干再进行采血，切勿使用碘酒、碘伏。

（6）在出现滴血标志后才能在试纸顶端吸血。

（7）出现血糖异常结果时应重复检测一次，必要时复检静脉血糖。

（8）避免在电视机、微波炉或低频治疗设备附近使用血糖仪，以免发生运行错误。

（9）使用打湿的软布清洁表面，保持试纸条插口干净，避免血液、水分、污物进入血糖仪内部。

（八）鼻饲泵

1. 概述

对于长期（2～3周或更长）鼻饲患者、不能耐受间歇喂养的患者、老年卧床患者、血糖波动较大的患者以及危重症、重大手术后患者，刚开始鼻饲时、鼻饲营养液黏稠度较高需要严格控制输注速度时以及输注大剂量、高渗透压的营养液时，推荐使用鼻饲泵持续输注。鼻饲泵宜采用专人负责的集中管理模式，定期校准、维护，以保证其精确度。

2. 表现

（1）开机后无法启动：①电源电压不正常。②面板按键失灵。

（2）装完泵管后仍提示"请安装泵管"：①泵管安装不正确。②仪器故障。

（3）运行后，提示"营养袋已空或管路阻塞"：①墨菲斯漏斗内营养液太满。②营养液溅到漏斗的整个内壁。

3. 处置

（1）开机后无法启动处置措施：①检修电源电压。②检修面板。

（2）装完泵管后仍提示"请安装泵管"处置措施：①重新安装泵管。②请专业人员检修仪器。

（3）运行后，提示"营养袋已空或管路阻塞"：①手动灌注，让漏斗内液面下降至正常水平。②冲洗胃管或肠管并更换泵管。③请专业人员检修仪器。

4. 预防

（1）定期进行鼻饲泵的检修与保养。

（2）使用时正确安装泵管。

（3）保持管道通畅，避免扭曲、打折。

（4）定时冲洗喂养管。

（九）微量注射泵

1. 概述

微量注射泵是光、机、电一体化产品，由微机控制系统和微量推进系统组成，能够稳定均匀控制输液流量，具有对气泡、剩余残液、阻塞压力产生时进行声光报警的功能，操作简单，可定时定量，可根据医生要求随时调节患者注入药物速度，大大减轻护士的工作量，从而为医院节省人力成本。正确有效的安全性管理方法能够减少设备运行故障，降低医院维修成本，更好地为患者提供优质高效的医疗服务。

2. 表现

（1）打开电源开关指示灯不亮：①交流电源接触不好。②保险丝断裂。③没接交流电，蓄电池已耗尽。

（2）速率不准：注射器针筒挡边没有紧靠注射器座。

（3）注射器规格转换问题：识别开关位置损坏，微量泵不能正确识别注射器规格。

（4）微量泵通路堵塞：①输液管路打折、受压。②输注管路回血或输液外渗。

（5）开机 Err 报警：①微量泵拉杆或旋钮未卡紧。②注射器放置位置不正确或拉杆旋钮处卡住异物。③微量泵电路驱动出现问题。

（6）电池欠压：①电源插头松脱。②蓄电池电力耗尽。

3. 处置

（1）打开电源开关指示灯不亮处置措施：①重新接好交流电。②更换保险丝。③接好交流电。

（2）速率不准处置措施：重新正确装夹。

（3）注射器规格转换问题处置措施：检查微量泵识别开关位置是否损坏，不能识别时及时送检维修。

（4）微量泵通路堵塞处置措施：①检查管路是否通畅，输注管路回血时及时冲洗。②观察患者有无输液外渗。

（5）开机 Err 报警处置措施：①检查注射器是否放置妥当。②注射器放置时有无异物，正确放置拉杆和旋钮位置。③重新启动电源，观察电机是否能正常运转，必要时送检维修。

（6）电池欠压：①正确连接电源接口。②立即接通电源。

4. 预防

（1）运行中的微量泵应每日由专人用消毒湿巾擦拭。

（2）微量泵使用后应清洁除尘，每次用消毒湿巾擦拭，有胶布污渍及时清理，特别是推进器和导轨摩擦处，以免影响微量泵速度的准确性。

（3）定期测试微量泵速度是否准确。

（4）护士应熟知注射泵的使用方法，使用过程中随时观察注射泵的工作状态，确保设备设置的参数与实际运行参数相符合。

（5）专人负责定期检查注射泵性能，确保设备运转良好。

（6）做好维修、维护登记。

（十）输液泵

1. 概述

输液泵由微机系统、泵装置、检测装置、报警装置和输入及显示装置组成，能精确控制输送药液的流速和流量，并能对输液过程中出现的异常情况进行报警，同时及时自动切除输液通路。输液泵的应用有助于减轻医护人员工作强度，提高安全性、准确性和工作效率。输液泵在临床使用中存在多种问题，而输液精度的准确性不仅是医患比较关注的指标，也是使用科室上报可疑不良事件的重要原因。医务人员应熟练掌握操作流程、可能出现的报警信息及相应的处理操作、注意事项及日常保养等，以正确应对使用过程中可能出现的问题，做好处置工作，保证临床使用安全。

2. 表现

（1）开机无反应：①电池欠压而没有连接外电源。②外电源没有接好。③熔断器损坏。

(2)气泡报警:①管路中有气泡。②溶液瓶或袋内液体已空。

(3)电池低电压报警:①电池或蓄电池电量不足。②电池充电无效。

(4)滴数报警:①输液瓶或袋内液体已空。②流速调节器未打开。③排气时小帽未打开。④传感器放置错误。⑤传感器损坏。⑥滴壶不稳,有摆动。⑦滴壶有水雾,滴壶液面过高。

(5)保持开放速率:输液瓶或袋内液体已空。

(6)压力阻塞报警:①流速调节器(螺旋夹)未松开。②输液管打折或受压。③血块阻塞静脉通路。④近心端血管压力过大。

3. 处置

(1)开机无反应:①连接外电源。②接好电源引线。③联系厂家更换熔断器。

(2)气泡报警处置措施:①打开仓门取出泵管,排出气泡。②更换新的输液瓶。

(3)电池低电压报警处置措施:①连接交流电源。②更换同类型电池。

(4)滴数报警处置措施:①更换新的输液瓶。②打开流速调节器。③打开排气帽。④正确放置,将传感器夹紧在滴壶上。⑤更换传感器。⑥固定输液壶,保持稳定。⑦摇动滴壶,去除水雾,滴壶内液面不能超过滴壶高度的1/2,将输液瓶正置,再将部分液体挤回瓶内,使液面降低。

(5)保持开放速率处置措施:遵医嘱更换输液瓶或停止输液。

(6)压力阻塞报警处置措施:①松开流速调节器(螺旋夹)。②解除输液管打折或受压情况。③清除血块。④松解止血带,穿宽袖口衣服,避免在输液肢体侧测血压。

4. 预防

(1)防止任何固体微粒进入输液泵体,以免磨损、堵塞密封环、缸体和单向阀。

(2)输液泵工作时要留心,防止溶剂瓶内的流动相用完,否则空泵运转也磨损柱塞、密封环或缸体,最终发生漏液。

(3)输液泵的工作压力不得超过规定的最高压力,否则会使高压密封环变形,产生漏液。

(4)输液泵发生故障,须查明原因,采取相应的措施排除故障。

(5)护士应熟知输液泵的使用方法,确保设备设置的参数与实际运行参数相符合。

(6)专人负责定期检查输液泵性能,确保设备运转良好。

(7)做好维修、维护登记。

二、设备校准、计量、审核流程

(一)目的

对测量、检测、试验等仪器进行有效管理,以确保其测量精度满足使用要求,确保测量、检测、试验等仪器处于良好的运行状态。

(二)范围

流程适用于所有影响患者生命监测的测量仪器、量具和试验设备。

(三)权责

1. 计量室

(1)统筹仪器校正工作，并保持按规定的周期和方法安排校正，保存记录。

(2)负责仪器(必要)的合同验收，编号并对仪器日常保养项目的编制。

2. 使用科室

(1)采购有关事项的审查，合同验收。

(2)使用说明的指导及监督，保管、盘点、异常的管理。

(3)保持本部门所有仪器完好及不超出校正周期。

(4)如有丢失、损坏、失准，应及时报告品管部。

3. 采购部

采购仪器及有关事项。

(四)定义

1. 标准仪器

标准仪器指用于校验量仪器、仪表及量具等，标准仪器需经国家计量机构校验合格。

2. 校验

用标准仪器对量测设备的精度进行校正和调整。

3. 厂外校验

凡本公司无法校验的量测仪器或量校所需的标准条件，经由国家认可的校验单位、仪器设备的原供应商或经本公司评估合格的供应商，可提供检验报告，并可追溯国家或国际标准。

4. 院内校验

利用科追溯国家或国际标准的质控部的仪器，校验其他单位的仪器量具。

5. 免校

量测仪器的使用不直接影响产品品质，或仅提供为参考使用时。

三、监测设备报废流程

(1)凡符合医疗设备报废条件的，或不适合在临床继续使用的医疗设备，应予以报废。

(2)申请报废的医疗设备，应由使用部门提出；经设备管理部门登记造册，逐一填写"报废医疗设备申请表"；由相关技术部门进行技术鉴定；设备主管提出报废意见；财务部门办理相关手续。

(3)待报废医疗设备在未批复前应妥善保管，已批准报废的大型医疗设备应将其可利用部分拆下，折价入账，入库保管，合理利用。

(4)经批准报废的医疗设备，使用单位和个人不得自行处理，一律交回设备主管部门统一处理。如有违反者应予追查，并交主管部门处理。

(5)已批准报废的医疗设备在处理后，应及时办理财务销账手续，其残值收益应列入医疗设备更新费、改造基金项目专项使用。

第五章

神经外科临床护理技术

第一节　肺部护理技术

一、概述

（一）肺的呼吸功能

（1）肺通气是指肺与外环境的气体交换，临床常用每分通气量（MV）、无效腔和肺泡通气量来衡量。

（2）肺换气是指肺泡与血液之间的气体交换，临床常用肺弥散量、肺泡气-动脉血氧分压差来衡量。

（二）呼吸系统的防御功能

肺与呼吸道共同构成了呼吸系统完善的防御机制。

（1）气道物理防御是通过对致病因子的沉积、滞留和气道黏液-纤毛的清除作用完成的。

（2）生物学防御主要是上呼吸道的正常菌群。

（3）神经学防御机制主要是由有害因子刺激鼻黏膜产生的咳嗽反射、打喷嚏和支气管收缩等完成。

（4）气道-肺泡免疫系统在有害因子刺激下，可通过细胞免疫和体液免疫发挥免疫防御机制。

（三）呼吸的调节

呼吸的调节的目的是为机体提供氧气、排出二氧化碳和稳定内环境的酸碱度，机体通过中枢神经控制、神经反射性调节和化学反射性调节完成。

肺不仅具有传统意义上的通气和换气功能，还具有循环、代谢和免疫功能。除了肺部原发性疾病外，全身其他脏器的疾病也可以累及肺而继发呼吸衰竭，甚至危及生命。

二、重症患者肺部感染的高危因素

从肺部感染的危险因素分析，发生肺部感染的危险因素有以下方面。

1. 年龄

随着年龄增长，机体免疫功能降低、肺组织和气道功能退化，均可导致肺部感染的概率增加。

2. 长期吸烟

长期吸烟可导致肺泡、支气管黏膜损伤，肺功能及顺应性下降，增加病原菌定植的概率。

3. 慢性阻塞性肺疾病

慢性阻塞性肺疾病的特征性病理改变，包括黏液高分泌、纤毛功能失调、气流受限、肺过度充气、气体交换异常、肺动脉高压等，故伴有慢性阻塞性肺疾病的患者较正常人更容易出现肺部感染。

4. 合并其他疾病

患者合并糖尿病以及肝肾功能障碍，可影响机体免疫球蛋白的生成或造成其功能低下，使患者免疫力下降，易发生病原菌感染。

5. 意识障碍程度

意识障碍越重，患者吞咽及咳嗽反射越差，可因呕吐、误吸而导致吸入性肺炎；昏迷、长期卧床可引起坠积性肺炎。

6. 病情严重程度

高颅压导致视丘下部功能紊乱，使交感神经兴奋，大量释放儿茶酚胺，全身血管阻力增加，使大量体循环血液进入阻力较低的肺循环，导致肺淤血甚至肺水肿，从而增加肺部感染的概率。

7. 呼吸道防御功能下降

（1）留置人工气道的患者，丧失了上呼吸道湿化、阻挡细菌的防御功能。

（2）呼吸功能障碍：延髓、脑桥、中脑、边缘叶、大脑皮质是各级呼吸中枢。神经外科重症患者从各个环节影响呼吸中枢，造成中枢性呼吸障碍。

（3）呕吐物误吸致肺损伤：由于患者处于昏迷状态，其正常的生理反射如吞咽、咳嗽等消失或减弱，易导致误吸。

8. 医源性因素

（1）侵袭性操作：反复吸痰可导致气管、支气管黏膜损伤，使细菌下移致感染；留置胃管可致患者的吞咽反射麻痹，且刺激咽部而引起恶心、呕吐，将胃内的细菌经咽部吸入呼吸道，导致肺部感染。

（2）药物的应用：脱水药物使支气管分泌物更加黏稠，不易排出，易导致肺炎、肺不张；糖皮质激素可使患者免疫功能受损；抑酸制剂可使胃酸碱化，杀菌能力减弱，胃内革兰氏阴性杆菌定植能力增强，通过胃逆蠕动增加口咽部细菌的定植，从而进入下呼吸道引起感染；广谱抗生素的应用改变了患者机体正常菌群结构，下呼吸道感染率上升。

9. 环境因素

患者治疗过程中需要用到多种仪器和监测管道，病原体容易通过管道、手等媒介得以传播，下呼吸道感染率随之上升。

综上可知，危重症患者是肺部感染的高危人群，肺部感染是重症常见而严重的并发症，会影响肺的通气、换气功能，在对症治疗的基础上针对病因及时进行有效治疗，其中专业的肺部护理技术是预防肺部感染的关键。

三、肺部护理技术

在临床工作中应密切观察患者病情变化，及时发现引起肺部感染的危险因素，通过积极有效的护理措施，降低肺部感染的发生率及病死率，提高患者的生存质量。

(一)体位的管理

无禁忌证情况下，床头抬高 30°～45°。

(二)促进有效排痰，保持呼吸道通畅

1. 有效排痰护理

(1)定时翻身：目的是预防或消除肺内分泌物的堆积，促使受压部位肺扩张。

(2)叩背：通过胸壁的震动，使小气道的分泌物松动进入较大的气道，是防治坠积性肺炎不可或缺的护理措施。实施方法：鼻饲前半小时或鼻饲后 2 小时，令患者取侧卧位，叩击部位垫薄毛巾，手握似杯状，掌指关节屈曲 120°，利用腕关节的力量，从肺底自下而上、由外向内、迅速而有节律地叩击胸壁，震动气道每个部位，叩击 1～3分钟，120～180 次/分。

(3)排痰仪机械辅助排痰：通过机器设置操作力度和频率，低频冲击可达到细小支气管，有垂直力和水平力作用，易于排除痰液，通过肺部听诊可在感染的部位多停留一段时间。

(4)吸痰：多主张适时吸痰，采用传统的开放式吸痰系统或者封闭式的吸痰系统。封闭式的吸痰系统一般用于防止患者的飞沫传播至空气当中，或用于患者需要较大的呼吸末气道正压(PEEP)，以防止在吸痰时 PEEP 的功效消失。吸痰时严格执行无菌操作。

(5)纤维支气管镜下吸痰：对于重症患者，由专业的呼吸道管理医生和护士共同评估，进行纤维支气管镜下吸痰。纤维支气管镜适用于做肺叶、段及亚段支气管病变的观察，活检采样，细菌学、细胞学检查、配合 TV 系统可进行摄影、示教和动态记录。纤维支气管镜附有活检取样结构，能帮助发现早期病变，开展息肉摘除等体内外科手术，对于支气管、肺疾病研究以及术后检查等是一种良好的精密仪器。当采用刺激咳嗽、深呼吸运动、拍背及体位引流等措施后仍无效时，可使用支气管镜进行抽吸及灌洗，可有效地解除肺不张，从而挽救患者的生命。有些患者，如肋骨骨折、血胸、气胸及手术后等患者，不能用拍背等方法刺激咳嗽，而纤维支气管镜成为解除肺不张的唯一有效工具。一般经支气管镜吸引及冲洗后，大多数肺不张可得到解除。

2. 人工气道管理

(1)气管插管或气管切开套管：妥善固定，避免导管上下滑动，损伤气管黏膜；气管切开周围的敷料要保持清洁干燥，定期更换，防止污染。

（2）人工气道气囊压力管理：理想的气囊压力即为保持有效封闭气囊与气管间隙的最小压力。中华医学会重症医学会制订的《机械通气临床应用指南》建议将人工气道气囊压力保持在 $25 \sim 30 cmH_2O$。监测气囊压力的方法：手指捏感法（以"比鼻尖软，比口唇硬"的程度为宜）、最小闭合技术和最小漏气技术、呼吸波形、专用气囊测压表、血压计测量法、一次性压力传感器测量法、气囊压力自动调控装置测压等。

（3）保持气道湿化：气道湿化的效果直接反映人工气道的护理质量。对人工气道湿化液、湿化方式及湿化时间的选择，迄今为止仍缺乏统一、科学、可行的标准，各国学者持不同意见，即使是 Cochrane 图书馆系统综述的数据库中也没有做出推荐。对于呼吸道湿化液的选择，研究常常集中于不同浓度氯化钠溶液、湿化液内加入硫酸庆大霉素以及在湿化液内加入黏液溶解剂（如盐酸氨溴索）等。目前文献报道的人工气道湿化方式及时间主要有气管内间断给药、气管内持续滴注给药、雾化吸入、微量泵持续注入等。

（三）病情监测和观察

应密切监测呼吸功能，观察呼吸频率、节律和呼吸形态，观察胸廓运动情况，听诊肺部呼吸音；监测血氧饱和度可随时发现缺氧的程度，提高吸痰操作的安全性，选择吸氧的流量和时间。

（四）加强口腔护理

神经外科重症患者由于颅内高压常引起呕吐，口腔及呼吸道分泌物滞留，容易引起肺部炎症和口腔感染，因此应每 $4 \sim 6$ 小时进行一次口腔护理。目前普遍认为人工气道患者口腔护理方法有口腔刷洗、口腔冲洗及口腔擦洗。刷洗法在国外临床应用逐渐增多，目前国内对经口气管插管患者的口腔护理文献认为，综合口腔护理方法会比单纯的应用擦洗或冲洗更能有效去除牙菌斑或清洁更彻底。

（五）人员及环境管理

手卫生是感染控制中最基本也是最重要的环节，通过加强手卫生减少耐药菌的定植，提高医务人员手卫生的依从性是预防肺部炎症的关键；保持适宜的湿度和温度，每天 2 次地面湿式清扫，减少探视，减少人员流通量，防止交叉感染。

（六）加强全身营养，提高机体抵抗力

危重患者处于高代谢及负氮平衡状态，故要尽早给予高热量、高蛋白、高维生素饮食，现多主张胃肠道营养，在术后或入院后 $24 \sim 48$ 小时内给予早期肠内营养，维护胃肠道功能。

（七）预防呼吸机相关性肺炎

1. 定义

呼吸机相关性肺炎（ventilator-associated pneumonia，VAP）被定义为建立人工气道（气管插管或气管切开）并接受机械通气时所发生的肺炎，包括发生肺炎48小时内曾经使用人工气道进行机械通气者。VAP 会导致呼吸机使用时间延长、住院天数增长、并发症增加、病死率升高及医疗成本增加，通过呼吸机的集束化护理策略以预防 VAP 是当今 ICU 临床上一个重要的课题。

2. 呼吸机集束化护理策略

(1)应每天评估呼吸机及气管插管的必要性，尽早脱机或拔管。

(2)若无禁忌证，应将患者头胸部抬高30°～45°，并应协助患者翻身拍背及震动排痰。

(3)应使用有消毒作用的口腔含漱液进行口腔护理，每6～8小时一次。

(4)在进行与气道相关的操作时，应严格遵守无菌技术操作规程。

(5)宜选择经口气管插管。

(6)应保持气管切开部位的清洁、干燥。

(7)宜使用气囊上方带侧腔的气管插管，及时清除声门下分泌物。

(8)气囊放气或拔出气管插管前应确认气囊上方的分泌物已被清除。

(9)呼吸机管路湿化液应使用无菌水。

(10)呼吸机外壳及面板应每天清洁、消毒1～2次；呼吸机外部管路及配件应一人一用一消毒或灭菌，长期使用者应每周更换；呼吸机内部管路按照厂家说明书进行清洁、消毒。

(11)应每天评估镇静药使用的必要性，尽早停用。

第二节　肠内营养技术

一、肠内营养

肠内营养（enteral nutrition，EN）是采用口服或鼻饲等方法经胃肠道途径为机体提供能量及营养素的营养支持方式。对于病情危重、存在消化功能障碍、不能经口进食的患者，通过营养支持来保证营养素的摄取、消化、吸收，维持细胞代谢，保持组织器官的结构与功能，调控免疫、内分泌等功能并修复组织，促进康复。

二、危重患者代谢与胃肠功能特点

1. 危重患者代谢特点

机体在受到应激性打击后，处于高分解高代谢状态，基础代谢率增加50%～100%，糖和脂肪的利用受到限制，骨骼肌和内脏蛋白迅速流失。

2. 危重患者胃肠道特点

多项研究证实，高达62%的ICU患者发生胃肠道症状，胃肠道是机体应激的中心，重症患者的高应激状态常引起胃肠道缺血或缺血再灌注，导致胃肠损伤或功能障碍。

3. 胃肠道功能障碍

胃肠道功能障碍一直受到临床的广泛关注，对胃肠道功能障碍的认识与研究也在逐渐深入。2012年，欧洲重症监护医学会（ESICM）推荐使用"急性胃肠损伤"一词表示。

4. 胃肠道功能与重症患者的预后息息相关

休克或肠道低灌注导致肠黏膜微循环障碍，损害肠黏膜屏障，细菌或内毒素移位，引发肠源性感染。

三、肠内营养的必要性

肠内营养可以保护肠黏膜屏障功能，防治肠细菌易位导致的继发性感染、多器官功能障碍；反复尝试及调整肠内营养是改善重症患者胃肠道功能的关键。

肠黏膜细胞具有需直接与食糜接触才能促进增殖、生长的生理特性，为维护肠黏膜屏障功能，肠内营养优于肠外营养。

四、肠内营养技术实施

1. 肠内营养的时机

从 20 世纪 90 年代的"当肠道有功能且能安全使用时使用它"的原则，至当今"应用全营养支持，首选 EN，必要时 EN 与肠外营养（parenteral nutrition，PN）联合应用"的原则，早期肠内营养（early enteral nutrition，EEN）更是近 10 年来的关注焦点。EEN 可恢复正常的肠道通透性，防止肠源性感染，提高免疫功能，避免肠功能衰竭的发生，降低多脏器功能障碍的发生率等。通常的早期肠内营养 EEN 是指"进入 ICU 24 小时或 48 小时内"，并且血流动力学稳定、无 EN 禁忌证的情况下开始肠道喂养。

2. EEN 的序贯疗法

EEN 的重要性不在于喂养患者，而在于喂养胃肠黏膜本身及其共生的各种微生物，所以只要不存在完全梗阻、肠道缺血坏死等绝对禁忌证，哪怕是每日数十毫升的营养物质也要给予。

3. EN 制剂的选择

（1）要素膳：包括以氨基酸为氮源的要素膳（如爱伦多、维沃），以短肽为氮源的要素膳（如百普素、百普力）。要素膳无渣、无须消化、易吸收，适用于胃肠功能低下的患者。

（2）非要素膳：以整蛋白为氮源，含牛奶配方、无乳糖配方、含膳食纤维配方（能全力、能全素含酪蛋白），适用于胃肠功能较好的患者。

4. 计算目标热量

（1）估算目标热量：标准体重×每千克体重所需热量。标准体重，男性计算方法为（身高−80）×70%，女性为（身高−70）×60%；每千克体重所需热量为 25 ~ 30kcal/kg（104.6 ~ 125.5kJ/kg，《ICU 营养支持指南》）。

（2）间接能量代谢测定：根据每分钟的 CO_2 及 O_2 消耗量计算出呼吸商，再根据 Weir 公式计算。

5. 肠内营养途径的选择

肠内营养途径的建立方法越来越完善，主要有鼻-胃管、双腔胃-空肠管、鼻-十二指肠管、鼻-空肠管及各种造瘘管，正确选择合适的途径。

6. 肠内营养的方式

（1）分次注入：将营养液通过鼻胃管注入胃内，4 ~ 6 次/天，每次 250 ~ 400mL。该方式主要用于胃内喂养的患者，优点是操作方便，费用低廉；缺点是较易引起恶心、呕吐、腹胀、腹泻等胃肠道症状。

（2）间歇滴注：将营养液放入有盖吊瓶内，经输注管缓慢输注，4~6次/天，每次400~500mL，每次输注时间30~60分钟，多数患者可耐受。

（3）连续滴注：在12~24小时内持续滴入营养液，缺点是易发生堵管。该方式可用肠内营养泵持续泵入，适用于经空肠喂养的危重患者。

五、肠内营养并发症的观察和护理

1. 肠内营养的并发症

肠内营养的并发症包括胃肠道、机械、代谢、感染并发症。

（1）胃肠道并发症：恶心、呕吐、腹胀、腹痛、便秘、腹泻、胃潴留。

（2）机械并发症：反流误吸、脱管、堵塞、鼻翼部糜烂、咽喉部溃疡、喂养管周围瘘等。

（3）代谢并发症：水中毒、高渗性脱水、血糖异常、电解质失衡。

（4）感染并发症：吸入性肺炎、管饲污染、管道污染、造口旁皮肤污染。

2. 并发症的预防及护理

（1）无禁忌证者抬高床头30°~45°；意识障碍患者，尤其是神志不清或格拉斯哥昏迷评分小于9分者以及老年患者，鼻饲前翻身并吸净呼吸道分泌物能降低误吸发生率。

（2）选择适宜管径的胃管进行鼻饲，从低浓度、低剂量、低速度开始。

（3）防止堵管：对连续鼻饲泵入者，用温开水每4小时脉冲式冲管1次，口服药物研碎，加入温水充分溶解后鼻饲；鼻饲前后均用20mL温开水冲洗喂养管，以防止堵管。

（4）适时EN监测：①每4小时测定胃内残留量，胃内容物一次抽吸量>200mL，即有胃潴留；胃残余量<500mL时，若没有不耐受的其他表现，不应终止肠内营养，可以考虑通过留置幽门后喂养管进行喂养。②人工气道患者需行声门下吸引。③检查有无腹胀、反流等误吸危险因素，每4小时听诊胃肠蠕动1次。

（5）经幽门后喂养的患者出现胃潴留时，可同时经胃置管减压，继续行肠内营养。

（6）氧供不足的情况下行肠道喂养可加重肠黏膜缺血；血流动力学稳定，但乳酸>2mmol/L时，应暂停肠内营养。

（7）防止腹泻：推荐使用含纤维素的肠内营养剂以降低腹泻的发生。对乳糖不耐受的患者，应给予无乳糖配方，用含益生菌的营养制剂，尽量避免食物中含短链碳水化合物，使用持续加温器以保证营养液的温度恒定。腹泻发生时，尽早查找腹泻原因，尽早治疗，并加强皮肤护理。

（8）观察糖代谢情况，使血糖控制在6.1~10mmol/L，危重患者使用静脉胰岛素治疗优于皮下给药，肠内营养开始后的12~24小时，在血糖控制到目标血糖之前每0.5~1小时监测血糖。

（9）胃肠道出血：指各种原因导致的胃肠道黏膜及血管破裂的出血，可通过呕吐液、胃内容物或粪便等来证实。大多数 ICU 患者均可发生无症状的、内镜检查呈阳性的胃肠道黏膜损伤。对于明显的胃肠道出血，血流动力学状态决定了治疗策略。伴有血流动力学不稳定的出血，内镜检查可明确诊断；但活动性大量出血时，除内镜检查，血管造影术也是合适的选择。

（10）下消化道麻痹：指肠蠕动功能受损，导致粪便不能排出体外。临床症状包括至少 3 天肛门停止排便，肠鸣音减弱或消失，同时需排除机械性肠梗阻。在 ICU 之外的科室，便秘和顽固性便秘还包括排便不适或减少、排便困难和疼痛等症状，而 ICU 患者无法表达上述症状，故建议使用"下消化道麻痹"这个概念。在大多数 ICU 流行病学研究中，以排便中断 3 天来界定是否为下消化道麻痹。

（11）肠扩张：通过腹部 X 线片或腹部 CT 检查、测量肠道直径，当小肠直径>3cm、结肠直径>6cm、盲肠直径>9cm，即诊断为肠扩张。肠梗阻常伴有肠扩张，但肠扩张不一定伴有肠梗阻。

六、动态评估胃肠功能，进行营养效果评价

对于危重症患者，营养师、医师、护士共同动态评估患者的胃肠功能，制定营养方案，实施早期肠内营养。通过临床检查、生化及实验室检查、人体组成测定来评价营养效果，根据患者对肠内营养耐受情况和营养效果动态调整营养方案，医护一体共同解决患者营养问题。

第三节 动脉采血与血气分析技术

一、动脉采血

（一）动脉采血常用部位

动脉血标本的采集是重症监护室护士最常用的护理操作技术，特别是在危重患者的急救过程中，迅速、准确地采集动脉血，快速地获取血气结果，对医生及时诊断、赢得抢救时间尤为重要。采集动脉血标本最常用的部位有桡动脉、肱动脉、股动脉、足背动脉、颈动脉。

（1）桡动脉采血法：患者取平卧位或半坐卧位，上臂伸直略外展，掌心向上，腕部用小枕垫高 10cm，穿刺点取手腕第一横纹肌上 1～2cm 处。常规消毒采血处皮肤及操作者左手食指、中指，扪及患者桡动脉搏动最明显处，判断其大小、深浅度、走向，稍加压固定，右手持注射器与动脉走向成 45°～60°快速刺入桡动脉采血，见有鲜红色血液涌入采血器内，达到采血量后迅速拔出针头，直接刺于备好的针塞中，套上安全针帽，摇匀送检。穿刺部位压迫 5～10 分钟。

（2）肱动脉采血法：患者取平卧位，前臂掌心向上伸展肘关节，选择穿刺点（以肘横纹为横轴、肱动脉为纵轴的交叉点±0.5cm 处）。消毒同桡动脉采血法，扪及患者肱

动脉搏动最明显处，以左手食指和中指固定动脉，右手持动脉采血器，以45°或垂直进针刺入左手食指和中指之间确定好的肱动脉采血点，其余操作同桡动脉采血法。

（3）股动脉采血法：患者取平卧位，下肢伸直略外展，必要时臀下垫小枕。穿刺定位点为髂前上棘和耻骨联合的中点，动脉搏动最明显处。消毒同桡动脉采血法，以食指、中指触及患者股动脉搏动最明显处并固定，右手持注射器，在两指之间与皮肤成90°进针，其余操作同桡动脉采血法。

（4）反复抽动脉血法：需要反复行血气分析的危重患者、血肿形成者、采血困难者，可采取桡动脉、足背动脉（在足背最高处，内、外踝连线中点）、头皮动脉、股动脉、肱动脉等动脉循环穿刺方式，减少同一部位的反复穿刺，降低局部血管的损伤及血肿形成的概率，从而减轻患者的痛苦。

（二）动脉采血器材的选择

临床采集动脉血气标本时，应选择密闭性好的血气针产品，以免周围空气对血液标本的影响。

抗凝剂多选择肝素，它是一种含有硫酸基团的黏多糖，带有强大的负电荷，对血液成分干扰少，不引起溶血，适于做血气分析。传统的动脉采血针是用肝素稀释液进行抗凝，液体肝素在制剂时以生理盐水作为溶媒，在动脉采血时标本经生理盐水稀释，导致 Na^+ 浓度的增高。新型动脉采血针采用固体肝素锂抗凝，相对于液体肝素对血气结果影响小。

（三）动脉血液和抗凝剂的混合

取样送检前，要充分混匀血标本，避免标本中红细胞发生凝集。正确的混匀操作是将注射器颠倒混匀5次，手搓5秒，动作要慢，不能过于剧烈，避免溶血。

（四）确保密封性，及时送检

由于血气分析是测定血液中的气体，因此在采血过程中必须防止外界空气进入。理想的血气标本空气气泡应低于5%，因为气泡会导致动脉血内 PaO_2 假性升高，$PaCO_2$ 假性降低。若取样时不慎带入空气气泡，取样完成后应先尽快将气泡排出注射器，然后再混匀标本和肝素。

因细胞离体后还在不断地进行新陈代谢，这样就会使 pH 值下降、$PaCO_2$ 上升、PaO_2 下降，从而影响测定结果的准确性。$PaCO_2$、PaO_2 和乳酸送检必须在15分钟内完成，其余项目如 pH 值、电解质、尿素氮、血红蛋白、红细胞比容和血糖检测，要求在1小时内完成。

（五）连续动脉内血气监测

连续动脉内血气监测装置是通过向桡动脉或股动脉置入18G或20G动脉穿刺套管针，将校准后的血管内传感器插入，传感器与监测仪之间通过光电子导线相连，显示屏可以提供动态的 pH 值、$PaCO_2$、PaO_2、HCO_3^-、温度、碱剩余（BE）和动脉血氧饱和度（SaO_2）等参数与趋势变化图，从而对危重患者酸碱平衡或氧疗及时地处理提供指导。

二、血气分析

血气分析是指对动脉血不同类型气体和酸碱物质进行分析的过程，能反映机体的呼吸功能和代谢功能，对于各种急危重症，尤其是呼吸衰竭的诊断、抢救和治疗，以及低氧血症的判断、指导氧疗和机械通气等均有重要意义。

（一）血气分析常用参数及意义

1. 氧相关参数

（1）动脉氧分压（PaO_2）。

1）参考范围：$11.07 \sim 14.4$ kPa（$83 \sim 108$mmHg）。

2）定义：PaO_2 是在与血液的气体相平衡的状态下，氧气的分压或张力。数值高低分别表示血氧过多或不足。

3）参数分析：PaO_2 过高会带来氧中毒的风险，除非特别需要，否则必须采取措施降低 PaO_2；PaO_2 过低表示氧摄入不足，易造成低氧血症，需要检查分流分数以及肺部的其他情况，根据病变适当调整氧浓度和呼吸机的设置。

（2）动脉总血红蛋白（ctHb）。

1）参考范围：$8.4 \sim 10.9$mmol/L（男性）；$7.4 \sim 9.9$mmol/L（女性）。

2）定义：ctHb 是血液中总血红蛋白浓度，原则上包含所有类型的血红蛋白。它是对潜在携氧能力的衡量，而实际的携氧能力是由有效的血红蛋白（ctHb 减去无效血红蛋白）决定的。

3）参数分析及临床解释：高 ctHb 通常表示血液黏稠度高，心脏后负荷增加，因而引起泵血减少；低 ctHb 意味着存在动脉血氧含量低，造成组织缺氧的风险。

2. 酸碱参数群

（1）pH 值。

1）参考范围：$7.35 \sim 7.45$。

2）定义：pH 表示样本的酸性或碱性，是诊断酸血症或碱血症不可缺少的指标。

3）参数分析：>7.45 为失代偿碱中毒；<7.35 为失代偿酸中毒。

4）临床解释：pH 与 $PaCO_2$ 相关联，则考虑呼吸方面的问题；与血浆 HCO_3^- 或标准剩余碱相关，则考虑代谢方面的因素。

5）注意事项：由于代偿机制，pH 数值常接近正常，但并不排除酸碱失衡的存在。为评估酸碱平衡的正常状态，即使数值正常，也应同时评估 $PaCO_2$、$CHCO_3^-$、BE 或 SBE。

（2）动脉血二氧化碳分压（$PaCO_2$）。

1）参考范围：$4.67 \sim 6$kPa（$35 \sim 45$mmHg）。

2）定义：$PaCO_2$ 为血液中达到气体平衡时二氧化碳的分压或张力，其高值和低值分别表示高碳酸血症和低碳酸血症。

3）参数分析：$PaCO_2$ 增高表示肺通气不足，为呼吸性酸中毒或代谢性碱中毒；降低为换气过度，为呼吸性碱中毒或代谢性酸中毒。

4）注意事项：$PaCO_2$ 反映了肺通气是否正常。

（3）实际碳酸氢根浓度（$CHCO_3^-$）。

1）参考范围：$21 \sim 28$mmol/L。

2）定义：$CHCO_3^-$ 是血浆中碳酸氢根的浓度，用测得的 pH 和 $PaCO_2$ 计算得来。

3）参数分析：$CHCO_3^-$ 水平上升可能是因为代谢性碱中毒或代偿性呼吸性酸中毒。$CHCO_3^-$ 水平下降可能是因为代谢性酸中毒和代偿性呼吸性碱中毒。

（4）标准碳酸氢根［HCO_3^-（ST）］。

1）参考范围：22.5~26.9mmol/L（男性）；21.8~26.2mmol/L（女性）。

2）定义：HCO_3^-（ST）是血液在 37℃，用 $PaCO_2$ 为 5.32kPa（40mmHg）及 PaO_2 为 13.32kPa（100mmHg）的混合气体平衡后，血浆中 HCO_3^- 浓度。

3）参数分析：当 $PaCO_2$ 为 5.33kPa（40mmHg）时，动脉血氧合充足且排除酸碱平衡中呼吸因素的影响，在这种标准状态下，低的标准碳酸氢根浓度提示代谢性酸中毒，增高的标准碳酸氢根浓度提示代谢性碱中毒。

（5）实际剩余碱（ABE）。

1）参考范围：-2~3mmol/L。

2）定义：ABE 是在血液 37℃，$PaCO_2$ 为 5.33kPa（40mmHg）和实际氧饱和度条件下，用强酸或强碱滴定血液到 pH 为 7.4 时滴定的浓度。

（6）标准碱剩余（SBE）。

1）参考范围：-1.5~3.0mmol/L（男性）；-3.0~2.0mmol/L（女性）。

2）定义：标准碱剩余表示人体细胞外液的碱剩余。

3）临床解释及注意事项：SBE 相对于样本中实际 $PaCO_2$ 是独立的，并有效反映非呼吸因素变化的酸碱状态，SBE 总是对照 $PaCO_2$ 和 pH 来解释。

3. 电解质参数群

（1）钾浓度：3.5~5.5mmol/L。

（2）钠离子：136~146mmol/L。

4. 相关代谢物参数

乳酸浓度：参考范围 0.5~1.6mmol/L，是血浆中乳酸的浓度。乳酸可作为组织氧需和氧供之间临界失衡的标志。灌注不足、动脉氧供严重不足或二者兼而有之，会引起乳酸增高。乳酸浓度的监测可作为监测危重患者的治疗是否适当的一种方法。

（二）临床常见酸碱平衡失调的判断

适宜的体液酸碱度是维持人体组织、细胞正常功能的重要保证，通过体内的缓冲系统、肺和肾调节在物质代谢过程中不断摄入和产生酸性、碱性物质，使体液的酸碱度（pH）始终维持在正常值，即 7.40±0.5。若体内酸、碱物质超过人体的代偿能力，或调节功能发生障碍，平衡状态即被破坏，将出现不同类型的酸碱平衡失调。即：代谢性酸中毒、代谢性碱中毒、呼吸性酸中毒和呼吸性碱中毒。该四种类型可以分别单独出现或是两种以上并存，后者称为混合型酸碱平衡失调。

1. 代谢性酸中毒

代谢性酸中毒为体内酸性物质积聚或产生过多，或 HCO_3^- 丢失过多。

（1）临床表现：轻者症状常被原发病掩盖，重者伴有疲乏、眩晕、嗜睡、感觉迟钝或烦躁不安。较典型的症状为呼吸深而快，呼吸频率可增至 50 次/分，呼出的气体有酮味，患者面色潮红、心率加快、血压偏低；严重者可昏迷、神志不清，伴对称性肌张力、腱反射减弱或消失。患者常伴有不同程度的缺水症状。由于代谢性酸中毒可影响心肌收缩和周围血管对儿茶酚胺的敏感性，故患者易发生休克、心律不齐和急性肾功能不全。尿液检查一般呈酸性反应。

（2）辅助检查：血气分析失代偿性血液 pH 值和 HCO_3^- 明显下降，$PaCO_2$ 正常。代偿性血液 pH 值、HCO_3^- 和 $PaCO_2$ 有一定程度降低。电解质可伴有血清钾的升高。

2. 代谢性碱中毒

代谢性碱中毒为体内 H^+ 丢失或 HCO_3^- 增多。

（1）临床表现：轻者常无明显表现，且易被原发病的症状（如呕吐）所掩盖，有时可有呼吸变浅、变慢或有精神方面的异常（如谵妄、精神错乱或嗜睡）等，严重者可因脑或其他器官代谢障碍而出现昏迷。

（2）辅助检查：血气分析失代偿性血液 pH 和 HCO_3^- 明显增高，$PaCO_2$ 正常。代偿性血液 pH 正常、HCO_3^- 有一定程度增高。电解质可伴有血清钾和氯的降低。

3. 呼吸性酸中毒

呼吸性酸中毒指肺泡通气或换气功能减弱，不能充分排出体内生成的 CO_2，导致血液中 $PaCO_2$ 增高而引起的高碳酸血症。

（1）临床表现：胸闷、气促和呼吸困难等，因缺氧患者可出现发绀和头痛，严重者可伴有血压下降、谵妄和昏迷等。持续性头痛，系 CO_2 潴留引起脑血管扩张、颅内压增高所致。严重缺氧可致脑水肿、脑疝甚至呼吸骤停。突发性心室纤颤，主要与严重酸中毒引起的高钾血症有关，血钾浓度的急剧升高有致心肌应激性改变、心律失常和心室颤动的危险。

（2）辅助检查：血气分析 pH 降低、$PaCO_2$ 增高，血浆 HCO_3^- 正常。

4. 呼吸性碱中毒

呼吸性碱中毒是由于肺泡通气过度、体内 CO_2 排出过多，致 $PaCO_2$ 降低而引起的低碳酸血症。

（1）临床表现：患者多无明显症状，部分可有呼吸急促的表现，急性呼吸性碱中毒患者有眩晕、手足和口周麻木及针刺感、肌震颤等，常伴心率增快。

（2）辅助检查：血气分析 pH 增高、$PaCO_2$ 增高和血浆 HCO_3^- 下降。

（三）快速判断酸碱平衡失调

血气分析的临床简易判断"三步法"如下，注意仅供参考。

（1）看 pH 值，正常值为 7.4±0.05：pH≤7.35 为酸中毒，pH≥7.45 为碱中毒。

（2）看 pH 值和 $PaCO_2$ 改变的方向：同向改变（$PaCO_2$ 增加，pH 值也升高，反之亦然）为代谢性，异向改变为呼吸性。

（3）如果是呼吸性的，再看 pH 值和 $PaCO_2$ 改变的比例。

1）根据 $PaCO_2$ 变化幅度计算理论的 pH 值的方法如下：$PaCO_2$ 每改变 1.33kPa（10mmHg），则 pH 值异向改变 0.08±0.02。

2）比较实际 pH 值与理论 pH 值，如果不符合这一比例，表明还存在代谢因素。这时，如果实际 pH 值低于理论 pH 值，说明同时存在有代谢性酸中毒；反之，如果实际 pH 值高于理论 pH 值，则说明同时有代谢性碱中毒。需注意，根据公式推算出来的 pH 值，可以有 ±0.02 的波动。

另外，要看 $PaCO_2$ 和 HCO_3 改变方向，同向改变为单一脏器损害，异向改变为两个脏器受损（肺和肾）；单个脏器损害，pH 值正常为代偿期，异常为失代偿期。

第四节　危重症患者皮肤管理

危重症患者由于病情变化快，常采用被动或者被迫卧位，自主活动能力差。广谱抗生素的长期应用，导致免疫力低下，肠道菌群失调，引起大便失禁或腹泻；各种监护设备的频繁使用和侵入性操作的治疗，偶尔也会导致医源性皮肤损伤。针对皮肤护理中存在的问题，要求护理人员在常规皮肤护理基础上，注重护理技巧，对可能出现的皮肤问题实施预见性的防护措施。

一、常见的皮肤损伤类型

危重症患者常见的皮肤损伤类型包括表皮擦伤及皮肤撕脱伤、失禁性皮炎、压力性损伤等。

二、导致危重症患者皮肤损伤的高危因素

（一）循环、呼吸功能障碍

循环、呼吸功能障碍，导致血流动力学不稳定，降低患者对压力的耐受；人工辅助通气及各种监护设备的应用限制了患者的躯体活动和体位变化，引起皮肤软组织的局部缺血和坏死。此外，药物的治疗也会威胁到皮肤的完整性，例如大剂量的多巴胺能引起外周血管收缩，减少外周组织灌流，引起皮肤组织缺氧，导致压疮的发生。

（二）应激状态

急性损伤患者早期皮肤受损发生率高。应激状态下激素大量释放，中枢神经系统和神经内分泌传导系统紊乱，伴胰岛素抵抗和糖脂代谢紊乱，内稳态遭破坏，组织的抗压能力降低。

（三）体温异常

体温每升高1℃，组织代谢需氧量增加10%，当组织持续受压产生缺血、缺氧和营养物质供应不足，合并体温升高引起的高代谢需求，可降低缺血损伤组织的耐受力，增加压疮的易感性。低体温时，机体"关闭"外周循环，由于受压区域血供减少，易导致压疮形成。体温的高、低都是皮肤损伤的高危因素。

（四）运动功能减退和感觉功能障碍

正常机体有完整的神经系统，对局部压力可通过改变身体位置来解除骨隆突处的压力，不运动被认为是促使压疮发展的一个主要外部因素。但是，重症患者由于镇静、

麻醉、神经损伤等丧失活动能力,致使感觉功能障碍,患者发生皮肤损伤的可能性会更大。

(五)年龄

老年患者是皮肤易受损的高危人群,因为老年患者心脏血管功能减退,毛细血管弹性减弱,末梢循环功能减退,局部受压后更易发生皮肤及皮下组织缺血、缺氧。患儿皮肤娇嫩,抵抗力差,加之感觉认知和表达能力发育不全,也成为潜在的易感人群。

(六)组织耐受力差

组织耐受力和患者的年龄、营养状况、体温、血液循环息息相关。重症患者由于病情危重、多种监护项目的实施、镇静、镇痛、留置各种引流管、亚低温治疗等,使患者知觉感受不良、躯体移动受限,是导致组织对外力的耐受性下降的首要因素,将会增加皮肤损伤的风险。

(七)潮湿

正常皮肤偏酸性,pH值在4.0~5.5,对皮肤屏障有重要作用。汗液、引流液、渗出物、大小便失禁等引起皮肤潮湿导致皮肤酸碱度改变,皮肤屏障功能下降,易导致潮湿相关性皮炎的发生。

(八)营养不良

皮肤的基本物质是蛋白质,血浆蛋白参与皮肤屏障和皮肤免疫作用的形成,低蛋白血症引起皮肤抵抗力下降。有研究显示,人血白蛋白每下降1g,压疮的发生率增加3倍;人血白蛋白小于3.5g/L,压疮发生率增加5倍;人血白蛋白值小于2.5g/L时,压疮的发生率增加6倍。全身营养不良和水肿的患者皮肤较薄,皮下脂肪减少、肌肉萎缩、抵抗力弱,受力后很容易破损,缺血、缺氧情况也较正常皮肤严重。

三、重症患者皮肤损伤的好发部位

(一)与体位有关的皮肤损伤

与体位有关的皮肤损伤常见于受压和缺乏脂肪组织保护、无肌肉包裹或肌层较薄的骨隆突处,并与体位有密切的关系。

(二)与体位无关的皮肤损伤

1. 监护设备导致的皮肤损伤

(1)电极片由于粘胶的压力或粘贴方法不当可导致局部皮肤损伤。老年人、水肿患者皮肤易受损。

(2)血压袖带:连续动态监测血压时,血压计袖带要长时间缚于患者上臂,致使上臂出现不同程度的条索状红线,甚至可累及前臂及腋下的皮肤区域。

(3)导联线:水肿严重的患者,监护仪的导联线对其皮肤可产生压痕,若不能及时解除可导致压疮的发生。

(4)指脉氧夹:长时间的压迫易致指端局部缺血、缺氧,引发损伤。

2. 人工气道的建立对皮肤的损伤

(1)气管插管:主要因牙垫对口唇产生的压力及口腔分泌物的潮湿刺激而导致口唇

发生压力性溃疡，口腔黏膜、舌面的损伤，甚至坏死。

（2）气切套管：颈部固定带长期压迫皮肤及分泌物的刺激，使固定带潮湿、变硬，导致颈部皮肤损伤。

（3）呼吸机管：对水肿严重的患者，呼吸机管路对局部皮肤可产生压迫，如不及时处理可导致压力性损伤的发生。

（4）氧气面罩：戴氧气面罩吸氧时，固定带由患者耳上皮肤经过，长时间压迫会导致耳上及面颊、鼻梁部皮肤损伤。

3. 留置胃管对皮肤的损伤

长期留置胃管易导致鼻根部压疮的形成，而固定胃管的胶布也会导致鼻尖部表皮的损伤。

4. 敷料导致的皮肤损伤

（1）透明敷料：贴敷料时过度牵拉，随着粘贴时间的延长，敷料回缩的力量就会在皮肤上产生剪切力，致使敷料周边的皮肤损伤。而去除敷料时，如果以90°撕除，会产生较大的剪切力，使整个敷料粘贴处皮肤损伤。

（2）胶布：使用胶布固定各种导管、引流管时，如果过度牵拉或粘贴过于用力，均可导致患者局部皮肤的损伤，特别是水肿明显的重症患者。

5. 其他

（1）约束带的使用：对于躁动、不配合治疗的患者，需采取保护性约束治疗，但是如果约束过紧或者患者挣脱约束的力量过大，会导致约束区域的皮肤出现青紫甚至损伤。

（2）各种肢具的使用：牵引架、石膏、夹板、颈托等，这些肢具的临床应用，虽然有一定的治疗效果，但也会对周围皮肤造成损伤。

（3）肥胖患者：肥胖患者耗氧多、易出汗、全身皮肤褶皱较多、容易引起皮肤潮湿、皮肤褶皱处压力性损伤的发生。

四、危重症患者皮肤问题的预防

（一）积极纠正内环境

危重症患者皮肤防护的根本措施是积极控制原发病，尽早恢复循环、呼吸、内分泌等功能的稳定。在抢救的过程中采取主动干预措施，以防止压力性损伤的发生。此外，还应充分利用肠内、肠外营养支持手段，给机体补充足够的营养、维生素及微量元素等，提高皮肤对缺血、缺氧的耐受性。

（二）减轻局部压迫

1. 体位

（1）对高危人群都应该定时帮助改变体位，以减少身体易受压部位承受压力的时间和强度。

（2）侧卧位时尽量选择30°侧卧位。根据力学平衡原理，30°斜侧卧位时增加了身体与床的接触面积，皮肤单位面积所承受的压力下降，身体比较舒展，患者更加安全舒适，可有效减轻或避免骨隆突部位受压。

2. 减压用具的联合应用

重症患者，无论身体处于何种体位，其骨骼突出部分都较其他部位更易发生压疮，为了避免身体多处受压，可采用气垫床、R 型翻身垫、手足圈、下肢抬高垫等。主要目的是起到柔软支撑，使压力分散，预防压力性损伤的发生。

（三）防范潮湿对皮肤的损害

（1）保持局部清洁干燥，避免摩擦。对抵抗力下降的皮肤进行摩擦，反而会加重其损伤。

（2）皮肤清洁：应用冲洗、拍拭代替擦洗、擦拭，减少机械摩擦对皮肤的损害。

（3）合理应用皮肤保护膜及肛周造口袋。

（四）个体化的防护措施

目前已有多项研究证明，使用敷料可以保护皮肤，减少皮肤所承受的压力、摩擦力、剪切力。压疮指南推荐，在受压部位使用薄膜敷料、水胶体类敷料、泡沫敷料均可减少卧床患者皮肤所承受的剪切力。根据局部皮肤形状裁剪大小合适的敷料，如对骶尾部可直接使用 10cm×10cm 泡沫敷料或 9cm×14cm 水胶体敷料菱形粘贴，对足跟部可将 10cm×10cm 泡沫敷料裁剪后粘贴于足跟部。

五、危重症患者皮肤风险因素知情告知

（1）告知的对象：医护人员必须认真主动履行告知义务，告知的对象除患者本人外，对患者直系亲属的告知至关重要。

（2）告知的人员：首先由主管医生向患者及家属告知病情、治疗的风险，为护理告知做铺垫，以增加护理人员告知的说服力和可信度，再由护理人员将具体的防护措施告知家属及患者。

（3）告知的时机：如果告知时机把握不好，就会使患者或家属怀疑医护人员有意隐瞒事实，从而质疑护理工作。因此，对于告知时机的选择，建议越早越好，通过科学评估患者存在风险因素、有发生皮肤损伤的可能，这时是告知的最佳时机。而且要反复告知，并签署知情同意书。

（4）告知的内容：在护理方面目前存在的高危因素有哪些？目前给予的防范措施有哪些？这些措施会取得怎样的效果？哪些因素是护理人员不能控制，但是会通过努力尽量避免的？这样的沟通可能会取得患者或家属的理解和配合。

（5）告知的技巧：告知要坦诚、客观；告知要科学、通俗；选择适宜的语速、语气。

第五节　深静脉血栓的治疗与护理

深静脉血栓形成（deep venous thrombosis，DVT）是指血液在深静脉腔内不正常凝结，

阻塞静脉腔，导致静脉回流障碍，如未及时治疗，急性期可并发肺栓塞，后期因血栓综合征，将影响生活和工作能力。DVT多发生于四肢，尤其以下肢最为常见，因此称为下肢深静脉血栓形成，是一种常见病、多发病，致残率高并有一定的死亡率。

一、病因

(1)血流滞缓：长期卧床、外伤或骨折、大手术后、长途乘车及航空旅行等。

(2)静脉壁损伤：机械性损伤、化学性损伤、感染性损伤等。

(3)血液高凝状态：创伤、手术后、大面积烧伤、妊娠、产后、肿瘤、血小板异常等。

二、病理

DVT主要是由于高凝状态所引起，所以血栓与血管壁仅有轻度粘连，容易脱落成为栓子而形成肺栓塞。同时，深静脉血栓的形成会使血液回流受到明显的影响，导致远端组织水肿及缺氧，形成慢性静脉功能不全综合征。

三、临床表现

DVT早、后期的临床表现分别如下。

(1)早期(急性期)：下肢肿胀、增粗、疼痛、皮肤温度升高、皮肤颜色发红。

(2)后期(后遗症期)：下肢浅静脉曲张，小腿皮肤颜色变黑，甚至形成溃疡。

四、诊断

根据病史和检查结果可做出诊断。

(1)病史：一侧肢体突然发生肿胀，伴有胀痛，浅静脉扩张，都应怀疑下肢深静脉血栓形成。根据不同部位深静脉血栓形成的临床表现，一般不难做出临床诊断。

(2)检查：多普勒超声检查，下肢静脉造影等。

五、治疗

1. 保守治疗

对浅静脉血栓可以直接进行药物溶栓、抗凝治疗。常用的溶栓药物有尿激酶、重组组织型纤溶酶原激活剂，抗凝药物有低分子肝素、华法林等。

2. 介入治疗

(1)下腔静脉滤器置入：在进行下肢深静脉血栓溶栓治疗时，为防止血栓脱落随血流进入肺动脉造成肺动脉栓塞，危及患者生命，常需要在治疗前，在下腔静脉置入滤器。

(2)深静脉血栓腔内置管溶栓：适用于新鲜血栓，通过股静脉穿刺，将溶栓导管置于血栓内，并通过导管将溶栓药物直接注入血栓内。

(3)超声溶栓：超声溶栓导管通过探头与血栓直接接触的机械破碎、空穴作用(破坏血栓的纤维蛋白骨架）、激活 t－PA（间接溶解慢性陈旧性血栓）。

（4）球囊扩张成形：对溶栓治疗后血管部分再通、管腔存在局限性狭窄的血管，可进行球囊扩张，恢复正常血流。

（5）内支架置入：经球囊扩张后血管仍存在狭窄时，可置入支架，保持局部血流通畅。但是对静脉血栓患者尽量不要使用支架进行治疗，除非是由于外因而出现静脉血管不通导致的深静脉血栓形成患者。

3. 手术治疗

手术治疗包括手术切开取栓术，导管取栓术，自体静脉血管或人工血管移植术等。

六、护理

（一）一般护理（未行下腔静脉滤器置入术患者）

（1）绝对卧床休息 10～14 天。

（2）患肢制动，抬高 20°～30°，利于静脉回流。

（3）避免肢体大幅度活动、受挤压，禁止按摩、剧烈咳嗽和用力排便，以免血栓脱落形成异位栓塞。异位栓塞严重者可致肺栓塞，危及患者生命。

（4）观察患肢皮肤的温度、颜色、张力和患肢的感觉；评估疼痛部位、性质及程度，遵医嘱正确给予镇痛药并观察用药后效果。

（5）观察患肢肿胀的情况，每日测量下肢周径并记录。测量方法：以膝关节为中心，在髌骨上缘 15cm 和胫骨粗隆下 10cm 处测量周径，以观察、了解疾病的发展。

（6）加强心理疏导，减轻或解除患者恐惧心理，树立其战胜疾病的信心。

（7）加强基础护理。

（8）饮食护理：给予低盐、富含维生素、高蛋白、清淡、易消化的饮食，嘱患者多食新鲜蔬菜和水果、多饮水，以降低血液黏稠度，保持大便通畅。

（9）注意患肢保暖：室温保持在 25℃ 左右。严禁在患肢处做冷、热敷。热敷促进组织代谢，增加耗氧量，对患肢无益。冷敷引起血管收缩，不利于解除疼痛及侧支循环的建立。

（二）介入治疗后的护理

（1）协助患者取平卧位，穿刺处置沙袋压迫并制动 8 小时，24 小时后下床适量活动。

（2）密切观察穿刺处有无渗血及血肿，并观察穿刺侧下肢皮肤颜色、温度及足背动脉搏动情况。

（3）密切观察意识、生命体征，下肢肿胀程度及全身症状、体征。

（4）遵医嘱给予溶栓、抗凝治疗，严格掌握用药时间、剂量及方法，观察全身有无出血倾向，如有异常及时报告医生给予处理。

（5）患肢观察及护理：观察患肢皮肤颜色、温度、肿胀缓解程度，每日测量患肢周径，做好记录，以判断疗效。间断按压足部及小腿部肌肉，并鼓励患者适度进行主动或被动的足背屈伸动作，以利于静脉回流。

（6）下肢肿胀严重者可采用 50% 硫酸镁湿热敷以促进水肿消退、疼痛减轻，一般 30 分/次，2 次/天，硫酸镁的温度以 30～50℃ 为宜。

（三）留置溶栓导管的护理

（1）妥善固定溶栓导管，标识清晰，嘱患者绝对卧床，穿刺侧肢体避免屈曲，防止导管弯折或脱出。

（2）严格执行无菌原则。

（3）严格掌握溶栓、抗凝药物用药时间、剂量、方法，观察意识、生命体征及全身有无出血倾向。

（4）置管处皮肤每日用安尔碘消毒，并更换敷料，防止局部感染和导管菌血症的发生，并做好病室消毒。

（四）并发症护理

（1）肺动脉栓塞：患者出现咳嗽、咯血、气短、呼吸困难、胸痛等，给予以下处理。①肺动脉栓塞是下肢深静脉血栓形成最严重的并发症，若出现应立即协助患者取平卧位。②给予面罩吸氧（8L/min）。③建立双静脉通路，给予镇静、镇痛、快速溶栓治疗。④密切监测生命体征，观察意识及全身症状、体征。⑤做好术前健康教育及准备工作。

（2）出血：出现全身皮肤及黏膜有出血点、手术伤口有渗血、牙龈出血等，血尿和血便，严重者可出现头痛、视物模糊、言语不清、表情淡漠、昏睡、意识改变等，给予以下处理。①观察意识、生命体征变化、穿刺处情况及全身有无出血倾向。②严格掌握用药时间、剂量及用法。③严密监测凝血功能，出现异常情况及时报告医生。④给予止血、支持等治疗并做好输血准备。⑤备好抢救用物。

七、预防

1. 加强评估，做好宣教

护理人员应重视高危人群，加强评估，做好宣教，教会患者正确的活动方法。

2. 环境管理

为患者提供一个安静、舒适、整洁的休养环境，保持适宜的温、湿度，以利于静脉回流。

3. 饮食指导

嘱患者可进食低脂、富含膳食纤维、易消化的食物；多饮水，以避免血液黏稠度增高，造成血液淤滞；保持大便通畅，避免因腹压增高而影响下肢静脉回流；劝导戒烟，以防烟中尼古丁引起血管收缩，影响血液循环。

4. 术后预防

（1）外科术后鼓励患者早期下床活动，或在床上主动运动，同时，被动按摩下肢腿部比目鱼肌和腓肠肌，以促进血液循环。

（2）避免膝下垫枕和过度屈髋，以免影响小腿深静脉回流。

（3）术后督促患者行深呼吸，10～20 次/小时，增加膈肌运动，促进血液回流。

5. 机械预防

（1）气压治疗：用气压泵促进血液回流。

（2）弹力袜：通过外部压力作用于静脉管壁，增加血液流速和促进血液回流。

6. 避免患肢穿刺

患肢静脉回流缓慢，静脉应用的各种刺激性药物及高渗溶液长期滞留，特别是大隐静脉穿刺，更容易损伤静脉内膜。

7. 药物预防

（1）低分子肝素是预防静脉血栓的首选药物，但必须遵医嘱执行。

（2）对深静脉血栓形成的高危患者，口服阿司匹林也可预防静脉血栓的发生。

第六节　镇痛、镇静患者的观察与护理

一、概述

镇痛、镇静治疗是重症加强治疗病房的基本治疗手段。狭义的镇痛、镇静治疗特指应用药物手段以消除患者疼痛，减轻患者焦虑和躁动，催眠并诱导顺行性遗忘。

ICU 的重症患者处于强烈的应激环境之中。国外学者的调查表明，离开 ICU 的患者中，约有 50% 的患者对于其在 ICU 中经历的伤病痛苦保留有不良的记忆，而 70% 以上的患者在 ICU 期间存在着焦虑与躁动。故应该注意观察和及时处理 ICU 患者的疼痛和焦虑反应。镇痛与镇静应作为 ICU 内患者的常规治疗。

二、重症患者镇痛、镇静治疗的目的与意义

（1）消除或减轻患者的疼痛及躯体不适感，减少不良刺激及交感神经系统的过度兴奋。

（2）帮助和改善患者睡眠，诱导遗忘，减少或消除患者对其在 ICU 治疗期间病痛的记忆。

（3）减轻或消除患者焦虑、躁动甚至谵妄，防止患者的无意识行为干扰治疗，保护患者的生命安全。

（4）降低患者的代谢速率，减少其氧耗、氧需，使得机体组织氧耗的需求变化尽可能适应受到损害的氧输送状态，并减轻各器官的代谢负担。

三、ICU 患者疼痛及镇痛、镇静疗效的观察与评价

对疼痛程度的评估是进行镇痛、镇静的基础，是合理、恰当镇痛、镇静治疗的保证。

（一）疼痛评估

目前对于疼痛评估最可靠的方法仍然是患者的主诉。常用评分方法有数字评分法、

语言评分法、视觉模拟法、面部表情评分法等。

(二)镇静评估

ICU患者理想的镇静水平，是既能保证患者安静入睡又容易被唤醒。应在镇静治疗开始时就明确所需的镇静水平，定时、系统地进行评估和记录，并随时调整镇静用药以达到并维持所需镇静水平。目前临床常用的镇静评分系统有Ramsay评分、Riker镇静躁动评分(SAS)、肌肉活动评分法(MAAS)等主观性镇静评估方法，以及脑电双频指数(BIS)等客观性镇静评估方法。

四、ICU患者镇痛、镇静治疗的方法与药物选择

镇痛、镇静治疗包括两方面：药物治疗和非药物治疗。实施镇痛、镇静治疗之前，应尽可能以非药物手段去除或减轻导致疼痛、焦虑和躁动的诱因。镇痛与镇静治疗并不等同，对于同时存在疼痛因素的患者，应首先实施有效的镇痛治疗。镇静治疗则是在先已去除疼痛因素的基础之上帮助患者克服焦虑，诱导睡眠和遗忘的进一步治疗。

(一)非药物治疗

非药物治疗能降低患者所需镇痛、镇静药的剂量。主要的方法包括：为患者营造舒适的人性化的环境，保持患者体位适宜，尽量降低噪音、灯光刺激，维持病房温度适中。同时应积极寻找诱因，纠正其紊乱的生理状况(如低氧血症、低血糖、低血压和疼痛等)，向患者解释病情及所做治疗的目的和意义，尽可能使患者了解自己的病情、积极配合并参与治疗。

(二)药物治疗

治疗药物主要包括阿片类镇痛药、非阿片类中枢性镇痛药、非甾体抗炎药(NSAID)及局部麻醉药。

1. 阿片类镇痛药

临床中应用的阿片类药物多为相对选择 μ 受体激动药，如瑞芬太尼、舒芬太尼。但某些作用，如组胺释放、用药后峰值效应时间、作用持续时间等存在较大的差异，所以应根据患者特点选择药物。阿片类药物的副作用主要是引起呼吸抑制、血压下降和胃肠蠕动减弱，在老年人中尤其明显。持续静脉用药可以根据镇静深度的评估调整剂量速度，维持适宜的血药浓度，减少药物的总剂量，对血流动力学影响相对稳定。一些短效镇痛药更符合药效学和药代动力学的特点，但需根据镇痛效果的评估不断调整用药剂量，以达到满意镇痛的目的。

2. 局部麻醉药

目前常用药物为丁哌卡因和罗哌卡因。局部麻醉药加阿片类用于硬膜外镇痛，其优点是药物剂量小、镇痛时间长及镇痛效果好，但应注意可能导致延迟性呼吸抑制及神经并发症。

3. 其他镇痛药物

近年来合成的镇痛药曲马朵属于非阿片类中枢性镇痛药，治疗剂量不抑制呼吸，可用于老年人，主要用于术后轻度和中度的急性疼痛治疗。非甾体抗炎药(NSAID)对

肝功能衰竭的患者易产生肝毒性，应予警惕。其主要不良反应包括：胃肠道出血、血小板抑制后继发出血和肾功能不全，对于低血容量或低灌注患者、老年患者和既往有肾功能不全的患者，更易引发肾功能损害。

(三)镇静治疗

目前 ICU 最常用的镇静药物为苯二氮䓬类和丙泊酚。

1. 苯二氮䓬类药物

苯二氮䓬类是较理想的镇静、催眠药物。它通过与中枢神经系统内 GABA 受体的相互作用，产生剂量相关的催眠、抗焦虑和顺行性遗忘作用；其本身无镇痛作用，但与阿片类镇痛药有协同作用，可明显减少阿片类药物的用量。老年患者、肝肾功能受损者药物清除较慢，肝酶抑制剂亦影响药物的代谢，故用药上须按个体化原则进行调整。苯二氮䓬类药物负荷剂量可引起血压下降，尤其是血流动力学不稳定的患者。反复或长时间使用苯二氮䓬类药物可致药物蓄积或诱导耐药的产生。该类药物有可能引起反常的精神作用。

2. 丙泊酚

丙泊酚是一种广泛使用的静脉镇静药物。特点是起效快、作用时间短、药后迅速清醒且镇静深度呈剂量依赖性，镇静深度容易控制。丙泊酚还具有减少脑血流、降低颅内压、降低脑氧代谢率的作用，用于颅脑损伤患者的镇静可减轻 ICP 的升高。丙泊酚半衰期短，停药后清醒快，利于进行神经系统评估。丙泊酚注射时可出现暂时性呼吸抑制和血压下降、心动过缓，对血压的影响与剂量相关，尤见于心脏储备功能差、低血容量的患者。肝肾功能不全对丙泊酚的药代动力学参数影响不明显。丙泊酚的溶剂为乳化脂肪，长期或大量应用可能导致高甘油三酯血症；2% 丙泊酚可降低高甘油三酯血症的发生率，因此更适宜于 ICU 患者应用。

3. α_2 受体激动药

右美托咪定同时具备镇痛与镇静作用，可减少阿片类药物的用量。其可单独应用，也可与阿片类或苯二氮䓬类药物合用。近年来，该药由于其特有的发生谵妄率低、苏醒时间短等优点而日益引起重视。

五、镇痛、镇静治疗中器官功能的监测、保护及护理

镇痛、镇静治疗对患者各器官功能的影响是 ICU 医生必须重视的问题之一。在实施镇痛、镇静治疗过程中应对患者进行严密监测，以达到最好的个体化治疗效果，最小的副作用和最佳的效价比。

(一)呼吸功能

多种镇痛、镇静药物都可产生呼吸抑制。深度镇静还可导致患者咳嗽和排痰能力减弱，影响呼吸功能恢复和气道分泌物清除，增加肺部感染机会。不适当的长期过度镇静治疗可导致气管插管及拔管延迟、ICU 住院时间延长，使患者治疗费用增高。应注意对呼吸运动的监测，常规监测脉搏氧饱和度，定时监测动脉血氧分压和二氧化碳分压，对机械通气患者定期监测自主呼吸潮气量、分钟通气量等。ICU 患者长期镇痛、镇

静治疗期间，应尽可能实施每日唤醒计划。观察患者神智，在患者清醒期间鼓励其肢体运动与咳痰。在患者接受镇痛、镇静治疗的过程中，应加强护理，缩短翻身、拍背的间隔时间，酌情给予背部叩击治疗和肺部理疗，结合体位引流，促进呼吸道分泌物排出，必要时可应用纤维支气管镜协助治疗。

（二）循环功能

镇痛、镇静治疗对血流动力学不稳定、低血容量或交感神经张力升高的患者更易引发低血压。芬太尼对循环的抑制较吗啡轻。苯二氮䓬类镇静剂在给予负荷剂量时可发生低血压。丙泊酚所致的低血压在老年患者中表现更显著。尤其是给予负荷剂量时，应根据患者的血流动力学变化调整给药速度，并适当进行液体复苏治疗，力求维持血流动力学平稳，必要时应给予血管活性药物。硬膜外镇痛引起的低血压经液体复苏治疗或适量的血管活性药可迅速得到纠正。

同时，长时间镇静制动使患者关节和肌肉活动减少，增加深静脉血栓形成的风险，应给予积极的物理治疗以预防深静脉血栓形成并保护关节和肌肉的运动功能。阿片类镇痛药可抑制肠道蠕动从而导致便秘，可酌情应用刺激性泻药。

第七节 亚低温治疗患者的观察与护理

一、降温速度的控制

传统物理降温的降温速度慢，且降温速度较易控制，但降温效果不明显。在用医用冰毯、全身降温仪和电子降温帽降温时，不同型号的冰毯机调节方式不一样，要注意严格控制降温速度，因为当体温低于28℃时，常会诱发心律失常、凝血机制障碍等严重并发症。亚低温治疗对脑组织的保护作用明显受脑温高低的影响，但在低温诱导及维持治疗期间，脑温与直肠温度的差距比正常体温下更明显，因此，对于颅脑降温患者要注意监测患者脑温。

二、呼吸系统的护理

呼吸随体温下降逐渐受到抑制，然而据调查，患者在降温后出现痰液黏稠和肺不张的发生率高达95.8%，细菌培养阳性率高达72.9%。有研究指出，亚低温治疗过程中由于患者体温降低，引起血管收缩、供氧量降低，使机体的抵抗能力下降、呼吸和咳嗽反射减弱、痰液积聚，易残留病菌。因此，在护理过程当中应重点评估患者的痰液性质，并根据患者情况适时给予雾化吸入和排痰，保持呼吸道通畅。同时，为了降低感染率，每日还应加强口腔护理。

三、出血的护理

有研究称颅脑损伤患者因丘脑-脑干-迷走神经功能障碍会诱发胃肠道应激反应，

使胃酸分泌过多而引起消化道出血；也有研究称患者经鼻腔气道吸引压力过大，也会导致鼻腔出血。因此，在护理过程当中应密切观察患者皮肤黏膜、消化道、呼吸道等出血情况，尤其是在吸痰管插入与拔出时，应尽可能减少对黏膜的刺激。

四、压力性损伤与冻伤的护理

降温时，由于患者全身情况差、循环差、感觉及知觉不灵敏，容易引起皮肤损伤，尤其以使用冰毯机最为严重。实验表明，若降温控制不好会导致冻伤，冻伤后期（1~2天）表皮即可见核固缩、核溶解，多数细胞消失，且在表皮与真皮之间有水疱形成。护理过程当中注意观察患者皮肤色泽、温度、肢体末梢循环状况，给予适时保护。同时，由于大量镇静药、肌肉松弛药的给予，机械通气的应用，增加了体位变动的难度，且患者皮肤表面温度低、血流减慢，容易发生压力性损伤、冻疮。在护理当中应给予每小时翻身，保护受压部位（尤其是骨骼隆突处），同时用棉垫垫于皮肤与冰垫接触面，减少压疮和冻疮的发生。

五、肌颤护理

肌颤是亚低温治疗中较常见的并发症。因此，在护理患者时要防止体温起伏过大，使用电子降温帽时，要严密监测设备的运作情况，保证设备在正常工作的同时，还要注意适当调整肌肉松弛药及镇静药，以防止肌颤导致颅内压增高。据统计，肌颤发生时氧耗量会增加100%~300%，同时产生热量，对降温效果产生不利影响。

低温治疗已有悠久历史，尤其最近20年来，无论从实验研究还是临床实践，绝大多数研究都表明亚低温治疗效果显著，但也有极少数研究报道否定亚低温的治疗作用。因此，我们对于各种类型病理改变的重症颅脑损伤患者要区别对待，研究如何根据伤后患者的 ICP、$PbrO_2$、CBF 变化决定是否用亚低温治疗，应该进一步探索亚低温治疗的最佳适应证、时间窗、温度窗以及治疗方法，特别注意避免简单地滥用亚低温这一疗法，真正地发挥亚低温脑保护作用，提高临床治疗水平。

第六章

神经外科临床管理技术

第一节 目视化管理

一、概念

目视化管理(visual management, VM)亦称为可视化管理、目视化经营，其基本定义为一眼即知的管理，是利用形象直观、色彩适宜的各种视觉感知信息来组织现场生产活动，达到提高劳动生产率目的的一种管理方式。它是以视觉信号为基本手段，以公开化为基本原则，尽可能地将管理者的要求和意图让大家都看得见，借以推动自主管理和自我控制。

二、目的

目视化管理能够使现场所发生的问题一目了然，并尽早采取相应对策的机制或管理方法。

(1)直接目的：使生产效率化并降低成本，简化管理者、监督者的管理业务并提高其效率，提高现场管理者、监督者的能力。

(2)最终目的：提高管理水平，优化组织结构，提高满意度，并形成明快顺畅、具有活力的医疗特色。

三、任务

目视化管理的任务是提高 S、Q、D、C、M、E，推进现场改善。其中，S 表示Safety(安全的保证)，Q 表示 Quality(质量的提升)，D 表示 Delivery(交货期的遵守、过程周期的缩短)，C 表示 Cost(成本的降低)，M 表示 Morale(士气的振奋与提高)，E 表示 Environment(环境的改善)。

四、内容

1. 物品管理

日常工作中，需要对计量仪器、设备的备用零件、消耗品、材料、在制品、完成品等各种各样的物品进行管理。"什么物品、在哪里、有多少"及"必要的时候、必要的物品、无论何时都能快速取出及放入"成为物品管理目标。

2. 作业管理

各工序的作业是否是按计划进行？是否是按决定的那样正确地实施？在作业管理中，能很容易地明白各作业及各工序的进行状况及是否有异常发生等情况是非常重要的。

3. 设备管理

近几年来，随着机械化、自动化的进行，仅靠一些设备维护人员已很难保持设备的正常运作，现场的设备操作人员也被要求加入设备的日常维护当中。操作人员的工作不仅仅是操作设备，还要进行简单的清扫、点检、润滑、紧固等日常维护保养工作。

目视化管理的设备管理是以能够正确地、高效率地实施清扫、点检、润滑、紧固等日常保养工作为目的，以达成设备"零故障"的目标。

4. 品质管理

目视化管理能有效防止许多"人的失误"的产生，从而减少品质问题的发生。

5. 安全管理

目视化管理的安全管理是要将危险的事物和行为予以"显露化"，刺激人的"视觉"，唤醒人们的安全意识，防止事故、灾难的发生。

五、推行目视化管理的基本要求

推行目视化管理，一定要从医疗实际出发，有重点、有计划地逐步展开。在这个过程中，应做到的基本要求是统一、简约、鲜明、实用、严格。

(1)统一：目视化管理要实行标准化，消除五花八门的杂乱现象。

(2)简约：各种视觉显示信号应简洁易懂，一目了然。

(3)鲜明：各种视觉显示信号要清晰、位置适宜，现场人员都能看得见、看得清。

(4)实用：不摆花架子，少花钱、多办事，讲求实效。

(5)严格：医务人员都必须严格遵守和执行有关规定，有错必纠，赏罚分明。

六、目视化管理的状态及推行基础

(1)有正常、异常(出现问题、资源浪费等)的判断基准。

(2)迅速识别异常的状态。

(3)对掌握的异常情况迅速及时采取措施。

能够推行目视化管理的基础是管理循环，即 Plan(计划)—Do(实施)—Check(评价)—Act(处置)，即 PDCA 循环，循环的方式是重点。

七、目视化管理的工具

目视化管理的工具一般包括图表、管理板、作业卡、标签、标示牌、各种颜色纸/带/油漆等。

八、目视化管理主要项次、现状及改进目标

目视化管理主要项次、现状及改进目标见表6-1。

表6-1 目视化管理主要项次、现状及改进目标

序号	项目	目视化管理项次	目视化管理现状	后续推进目标
1	看板管理目视化	1. 看板样式目视化	各部门统一看板大小、版面设计	根据精益生产推进实施情况进一步完善看板版面设计
		2. 看板内容目视化	各部门、班组根据自身实际情况制定看板内容，包括：生产管理、质量管理、物料管理、人员管理、提案改善、激励制度等	根据精益生产推进实施情况进一步完善看板内容，使之能更实际地反映部门、班组的实际情况，更好地进行目视化管理
		3. 看板责任人目视化	明确每块管理看板的责任人、监督人	明确责任人、监督人的工作内容、应该达到的标准，以及检查考核办法，有照片对应
2	人员管理目视化	1. 考勤管理目视化	明确考勤管理制度，制作考勤管理板和员工考勤管理牌，使员工出勤情况目视化	做好考勤目视化管理工作，逐步改进考勤管理板和员工考勤管理牌，使之更美观、耐用，有照片对应
		2. 劳动纪律管理目视化	明确劳动纪律管理制度，加强劳动纪律的宣传和检查	完善各岗位的管理工作，使各岗位职能明确
		3. 仪表、仪容管理目视化	制定医院仪容、仪表管理制度	完善仪容、仪表管理制度，加强仪容、仪表的宣传、落实、检查工作
		4. 人员岗位管理目视化	明确各自岗位的工作职责	完善岗位管理，通过看板、图表的形式进行岗位管理
		5. 人员动向管理目视化	制作部门人员动向看板，使人员的动向明确，便于进行目视化管理	完善人员动向看板及看板内容，使之更美观，易于进行目视化管理
3	物品管理目视化	1. 物品状态目视化	通过区域、标识、工位器具、颜色等使物品的状态目视化	利用看板完善物品目视化管理工作，做好物品管理的保持、推进、检查、考核工作
		2. 物品加工流程目视化	明确了物品的加工流程，部分产品制作了物品加工流程图	完善物品的加工流程管理，利用看板、图表使物品流程目视化
		3. 物品存放目视化	依据物品状态明确了存放的区域、数量、工位器具	根据精益生产工作的推进，相应调整物品存放的区域、数量、工位器具，并用不同颜色对区域进行划分，方便管理
		4. 物品转移目视化	明确物品转移的流程，部分产品确定了物品转移的时间、数量、频次	根据精益生产工作的推进利用看板、图表完善物品转移的时间、数量、频次
		5. 物品责任人目视化	明确了各类物品的责任人，其中制造部统一制作了物品责任人管理标识	进一步完善物品责任人标识的管理工作，并明确责任人的工作职责

续表6-1

序号	项目	目视化管理项次	目视化管理现状	后续推进目标
4	作业管理目视化	1. 作业标准目视化	完善了各个工位的作业标准的制定工作	利用图片、表格等更直观的工具使作业标准目视化程度更高
		2. 作业流程目视化	明确各工作、各产品的作业流程	利用看板、图表等更直观的工具使作业流程目视化程度更高
		3. 作业状态目视化	利用警示灯、图片等表示作业状态	完善作业状态目视化的推广工作
		4. 作业计划、进度目视化	利用看板、表格使作业计划、进度目视化	利用看板、图表等更直观的工具使作业计划、进度目视化程度更高，并做好保持检查工作
5	设备管理目视化	1. 各种开关、仪表目视化	利用颜色、图标等工具使各种开关、仪表目视化（如：阀门开关利用指示箭头表明开或关，空调利用一小布条来表明开或关的状态）	利用各种工具进一步完善各种开关、仪表的目视化工作，并做好落实检查工作，如用不同颜色的箭头来标明不同管道和仪表的正常、异常范围
		2. 设备操作、点检、维修目视化	利用图表使设备的操作、点检、维修目视化	充分利用看板、表格、图片、警示标语等工具使设备的操作、点检、维修目视化程度更高
		3. 设备状态、性能目视化	利用图表使设备的状态、性能目视化	利用图片、表格、警示标语等更直观的工具使设备状态、性能目视化程度更高
		4. 设备责任人目视化	制作设备责任人卡片张贴于设备上	利用图片完善设备责任人的目视化，并明确设备责任人的职责，有照片对应
		5. 设备布局目视化	根据精益理念进行设备布局的合理优化	班组设备布局的目视化
		6. 设备参数目视化	设备参数只有维修、技术人员明白	明确设备的主要参数，将其利用图表的形式进行目视化。其中英文的参数建立中英文设备单词对照表
		7. 设备档案目视化	部分设备有设备档案，但是内容不完善	完善设备档案，其主要内容包括：保养、维修、停机记录、磨损件的使用时间及周期等

序号	项目	目视化管理项次	目视化管理现状	后续推进目标
6	品质管理目视化	1. 质量标准目视化	制定明确的质量标准	利用图片、表格将质量标准目视化
		2. 控制要点目视化	在作业标准中明确质量控制的要点	利用图片、实物对比等方法将质量控制要点目视化
		3. 质量趋势目视化	利用图表将月度质量趋势目视化	利用图表、图形将质量趋势目视化，并将整改措施的效果目视化
		4. 量检具使用方法目视化	规范量检具的使用方法并使之标准化	利用图片、正确错误使用方法对比等方式使量检具的使用方法目视化
		5. 量检具管理目视化	明确量检具的管理规定（使用、存放、责任人、校验周期等），进行规范管理	利用图片、图表、行迹等方式使量检具的管理目视化
7	安全管理目视化	1. 消防器材管理目视化	明确消防器材的位置、责任人、管理办法、使用方法等进行有效管理	利用图片、颜色区分、真人示范、警示标语等方式使消防器材的管理及使用目视化
		2. 危险点管理目视化	明确危险点的位置、危险种类、责任人、注意事项、警示标语等进行有效管理	利用图表、图片、警示标语等方式将危险点的管理目视化
		3. 安全警示标语目视化	安全警示标语悬挂张贴在醒目的位置	利用图片、醒目颜色将安全警示标语悬挂张贴在醒目位置及危险源附近，将可能造成的后果目视化
		4. 安全责任区域管理目视化	明确安全责任区域及其相关规定，进行有效管理	将安全责任区域用不同颜色区分，明确区域的管理职责及管理的重点
		5. 安全责任人员目视化	明确各个区域的责任人并进行目视化管理	利用图片明确责任人的工作内容、工作范围、职位、联系方式、应该达到的标准，以及检查考核办法
		6. 安全宣传目视化	利用图片、影像、条幅等方式进行安全教育及宣传	充分利用看板、图片、影像、条幅等方式将安全宣传目视化

续表6-1

序号	项目	目视化管理项次	目视化管理现状	后续推进目标
8	6S管理目视化	1. 整理的目视化	明确整理的范围及整理的标准，进行整理工作	利用图片、影像、标语等方式将整理的范围及标准目视化，从而推动整理工作的目视化
		2. 整顿的目视化	明确整顿的范围及整顿的标准，进行整理工作	利用图片、影像、标语等方式将整顿的范围及标准目视化，从而推动整顿工作的目视化
		3. 清扫的目视化	明确清扫的范围、标准、责任人，进行清扫工作	利用图片、影像、标语等方式将清扫的范围及标准目视化，从而推动清扫工作的目视化
		4. 清洁的目视化	明确清洁的范围及清洁的标准，进行清洁工作	利用图片、影像、标语等方式将清洁的范围及标准目视化，从而推动清洁工作的目视化
		5. 素养的目视化	明确素养的范围及素养的标准，进行素养工作	利用图片、影像、标语等方式将素养的范围及标准目视化，从而推动素养工作的目视化
		6. 安全的目视化	明确安全的范围及安全的标准，进行安全工作	利用图片、影像、标语等方式将安全的范围及标准目视化，从而推动安全工作的目视化

第二节　医疗器械风险管理理念

一、目的

规范医疗器械风险管理目标，保证医疗器械产品使用安全。

二、适用范围

本制度适用于所有医疗器械的风险管理。

三、职责

(一)风险管理小组

全部新产品设计开发工程都应建立风险管理小组。风险管理小组以设计开发管理组成员为基础，根据需要邀请制造、检验和临床人员参加。

（1）对产品进行风险分析、风险评价。

（2）分析、制定风险控制措施。

（3）实施、记录和验证风险控制措施。

（4）对剩余风险、可否产生新的风险、风险控制的完整性以及综合剩余风险的可接受性进行评价。

（5）建立和保存必要的风险管理文档。

（6）参与风险管理过程的评价。

（二）风险管理小组负责人

（1）制订医疗器械风险管理方案。

（2）组织风险管理小组推行风险管理活动。

（3）追踪相关活动，包括生产和生产后信息。

（4）对波及重要风险的评价和措施，可直接向技术负责人报告。

（5）组织风险管理过程评审，编写风险管理报告。

（6）整理风险管理文档，保证风险管理文档的完整性和可追溯性。

四、风险管理目标

（1）对全部医疗器械进行风险管理，只有全部剩余风险和综合剩余风险符合可接受性准则，并未产生新的危害；或产生新的危害经过进一步采用控制措施又符合可接受性准则的产品，才可以接受。

（2）对不能够估计损害发生概率的风险，应依照损害的性质评价风险：若是估计损害的严重度是可忽略的，则风险是可以接受的；关于能产生严重结果的风险，必须采取降低风险措施，将风险降低到可接受的水平。

（3）可接受的风险，具体如下。

1）损害发生概率"特别少"（$< 10^{-6}$），严重程度为"危重的"及以下。

2）损害发生概率"很少"（$< 10^{-5}$ 和 $\geq 10^{-6}$），严重程度为"可忽略"及"轻度"。

3）对"有时"（$< 10^{-4}$ 和 $\geq 10^{-5}$）和"有时"（$< 10^{-3}$ 和 $\geq 10^{-4}$）发生，严重程度为"可忽略"。

（4）对依照风险可接受性准则判断为不能接受的，而进一步的风险控制又不可行的风险，应进行风险/受益分析；只有受益大于风险时，才可考虑判定为可接受的可行性。

（5）对依照风险可接受性准则判断为可接受的，但风险又没有小到能够忽略程度的风险，只要可行，应进一步采用措施降低风险。

（6）风险严重程度分级，见表6-2。

表 6-2　风险严重程度分级

等级名称	定义
灾祸性的	以致患者死亡
危重的	以致永久性损害或危及生命的损害
严重	以致要求专业医疗介入的损害或损害
轻度	以致不要求专业医疗介入的损害或损害
可忽略	不便或暂时不适

（7）风险概率等级，见表 6-3。

表 6-3　风险概率等级

等级名称	频次（每年）
经常	$\geqslant 10^{-3}$
有时	$< 10^{-3}$ 和 $\geqslant 10^{-4}$
有时	$< 10^{-4}$ 和 $\geqslant 10^{-5}$
很少	$< 10^{-5}$ 和 $\geqslant 10^{-6}$
特别少	$< 10^{-6}$

（8）风险可接受性等级，见表 6-4。

表 6-4　风险可接受性等级

概率	可忽略	轻度的	严重的	危重的	灾祸性的
经常	R	R	N	N	N
有时	A	R	R	N	N
有时	A	R	R	R	N
很少	A	A	R	R	R
特别少	A	A	A	R	R

五、风险管理方案

对每一种医疗器械都应建立风险管理方案，用同一份方案时，应说明其合适性。风险管理方案最少应包括以下六点。

（1）筹办的风险管理活动范围：判断和描述医疗器械和适用于方案每个要素的生命周期阶段。

（2）职责和权限的分配。

（3）风险管理活动的评审要求。

（4）依照风险管理目标确定的风险可接受性准则，包括在损害发生概率不能够估计时可接受风险的准则。

（5）考据活动。

（6）生产和生产后信息的收集和评审的相关活动。

六、风险解析、风险议论及风险控制措施

（1）在设计和开发筹办阶段，应完成医疗器械初始安全特色的判断、初始危害的判断和初始风险控制方案的分析，并确定生产和生产后信息的获取方法。

（2）进行医疗器械预期用途和与安全性相关初始特色的判断。

（3）编制医疗器械在正常和故障两种条件下，与医疗器械相关的或可预示的初始危害清单。

（4）依照风险管理方案中规定的风险可接受性准则，估计每个危害处境的风险。

（5）依照风险管理方案中规定的风险可接受性准则，对每个已判断的危害处境，决定可否降低风险。

（6）对需要降低风险的每一个危害处境，风险管理小组应拟定初始风险控制措施。降低风险的措施要按以下序次，一次使用一种或多种方法：经过设计方法获取固有安全性；在医疗器械制造过程中采用合适的防范措施；供应安全性信息。

七、推行风险控制措施

（1）风险控制措施作为设计和开发输入，在产品设计过程中应逐项推行。

（2）制造部门和技术部门在样机试制和批量生产过程中，应推行风险控制措施。

（3）风险管理小组要对风险控制措施的推行情况和推行收效进行考据，并对剩余风险和风险控制措施可否产生新的风险进行评价，以确定可否吻合风险可接受性准则。

（4）经过设计和开发的评审，考据设计开发阶段各项风险控制措施的推行情况，议论风险控制措施的完整性（所有已判断的危害处境产生的一个或多个估计的风险是否已经获取考虑），评审风险控制措施可否产生新的风险。

（5）经过设计和开发的考据，对风险控制措施的推行情况进行考据，对风险控制措施的有效性进行考据，议论剩余风险的可接受性。

（6）经过设计和开发的确认（产品试用/临床议论/产品判断），进一步评价风险控制措施的有效性，评价综合剩余风险的可接受性。对判定为不可接受的，而进一步的风险控制又不可行的风险，进行风险/受益分析。

第三节　质量改进工具的应用

一、定义

品管圈（quality control circles，QCC）又称质量控制圈、质量小组、QC 小组等，是

由相同、相近或互补性质的工作场所的人们自动自发组成数人一圈的小圈团体（一般6人左右），团体合作、集思广益，按照一定的活动程序来解决工作现场、管理、文化等方面所发生的问题及课题，是一种比较活泼的质量管理形式。

二、意义

QCC能够提高人的素质，调动人的积极性，充分发挥人的无限能力，创造尊重人、充满生气和活力的工作环境，有利于提高工作质量和工作效率。QCC活动取得的成果，有助于实现广大QCC成员的自我价值，激发广大职工的积极性和创造性，进而对推动医疗文化起到积极作用。

三、特点

（1）自愿性：以员工自愿参加为前提，自我管理，不受行政命令的制约。

（2）目的性：以解决管理实际问题为目的。

（3）科学性：遵循规定的工作程序，采用科学的统计技术和工具来分析和解决问题。

（4）民主性：参加QCC活动的员工可以各抒己见、畅所欲言，发挥民主精神，实现既定的目标。

四、流程模式

1. 组圈

根据同一部门或工作性质相关联、同一班次之原则，组成品管圈。选出圈长，由圈长主持圈会，并确定一名记录员担任圈会记录工作。以民主投票的方式决定圈名，并设计圈徽。圈长填写《品管圈活动组圈登记表》，成立品管圈，并向QCC推行委员会申请注册登记备案。

2. 活动主题选定，制定活动计划

每期品管圈活动必须围绕一个明确的活动主题进行，结合工作目标，从质量、效率、安全、服务、管理等方面进行头脑风暴，每人提出2~3个问题点，并将问题点一一列出；活动主题以民主投票方式产生，主题的选定以3~6个月能解决问题为原则。提出选取理由，讨论并定案；制定活动计划及进度表，并明确适合每个圈员的职责和工作分工。主题决定后要呈报上级审核，批准后方能成为正式的品管圈活动主题。活动计划表交QCC推行委员会备案存档。本阶段推荐使用脑力激荡法和甘特图。

3. 目标设定

明确目标值并和主题一致，目标值尽可能量化。不要设定太多的目标值，最好是一个，最多不超过两个。目标值应从实际出发，不能太高也不能太低，既有挑战性又有可行性，同时对目标进行可行性分析。

4. 现状调查，数据收集

根据特性要因图（或围绕选定的主题），设计适合本圈现场需要的、易于数据收集、整理的查检表。决定收集数据的周期、收集时间、收集方式、记录方式及责任人。圈会结束后，各责任人员即应按照圈会所决定的方式开始收集数据。数据一定要真实，不得经过人为修饰和造假。本阶段使用工具为查检表。

5. 数据收集整理

对收集数据过程中所发现的困难点，全员进行检讨并提出解决方法。检讨上次圈会后设计的查检表，根据需要加以补充或修改，使数据更便于收集。如无前两点困难，则圈长落实责任人及时收集数据，使用 QC 手法，从各个角度去分析，绘制成柏拉图，能够直观反映并找出影响问题点的关键项目。本阶段可根据需要使用适当的 QC 手法，如柏拉图、直方图等。

6. 原因分析

在圈会上确认每一关键项目。针对选定的每一关键项目，运用脑力激荡法展开特性要因分析，并对要因进行圈选，而后进行真因验证，从而确定出真因，真因要求客观、具体、明确且便于制定改善对策。对于真因验证以分工方式，决定各圈员负责研究、观察、分析的任务，提出对策构想并于下次圈会时提出报告。本阶段使用的 QC 手法为脑力激荡法和特性要因法。

7. 对策制定及审批

根据上次圈会把握的真实原因和实际观察、分析、研究的结果，按分工的方式，将所得对策一一提出讨论，除了责任人的方案构想外，以集思广益的方式，吸收好的意见。根据上述的讨论获得对策方案后，让圈员分工整理成详细具体的方案。对所制定的具体对策方案进行分析，制定实施计划，并在圈会上讨论，交换意见，定出具体的步骤、目标、日程和负责人，注明提案人。圈长要求圈员根据讨论的结果，以合理化建议的形式提出具体的改善构想。圈长将对策实施计划及合理化建议报上级批准后实施。如对策需涉及圈外人员，一般会邀请他们来参加此次圈会，共同商量对策方法和实施进度。本阶段使用愚巧法、脑力激荡法、系统图法、5W1H 法。

8. 对策实施及检讨

对所实施的对策，由各圈员就本身负责的项目做出报告，完成者给予奖励，有困难者加以分析并提出改进方案和修改计划。对前几次圈会做整体性的自主查检，尤其对数据收集、实施对策、圈员向心力、热心度等，必须全盘分析并提出改善方案。各圈员对所提出对策的改善进度进行反馈，并收集改善后的数据。本阶段使用 PDCA 循环。

9. 效果确认

效果确认分为总体效果及单独效果。每一个对策实施的单独效果，通过合理化建议管理程序验证，由圈长最后总结编制成合理化建议实施绩效报告书，进行效果确认。对无效的对策，需开会研讨决定取消或重新提出新的对策。总体效果将根据已实施改善对策的数据，使用 QCC 工具(总推移图及层别推移图)用统计数据来判断。圈会后应把所绘制的总推移图张贴到现场，并把每天的实绩打点到推移图上。本阶段可使用检查表、推移图、层别图、柏拉图等工具。

10. 标准化

为使对策效果能长期稳定的维持，标准化是品管圈改善历程的重要步骤。制作标准作业书，把品管圈有效对策纳入标准化体系中。

11. 成果资料整理（成果比较）

计算各种有形成果，制作成果比较的图表，主要以柏拉图表示。列出各圈员这几次圈会以来所获得的无形成果，并做改善前、改善后的比较，可能的话，以雷达图方式表示。将本期活动成果资料整理编制成"品管圈活动成果报告书"。本阶段可使用柏拉图、雷达图等工具。

12. 活动总结及下一步打算

任何改善都不可能是十全十美的，不能一次性解决所有的问题，总是存在不足之处，只有找出不足之处，才能更上一层台阶。旧问题解决了，新问题又来了，所以问题改善没有终点。按 PDCA 循环，品质需要持续改善，所以每完成一次 PDCA 循环后，就应考虑下一步计划，制定新的目标，开始新的 PDCA 改善循环。

13. 成果发表

对本圈的"品管圈活动成果报告书"再做一次总检讨，由全体圈员提出应补充或强调的部分，并最后定案。依照"品管圈活动成果报告书"，以分工方式，依各人专长，分给全体圈员，制作各类图表。图表完成后，由圈长或推选的发言人上台发言，并进行讨论交流。

五、临床应用

2013 年 11 月 15 日"中国医院品管圈联盟"成立（2016 年更名为"中国医院品质管理联盟"），该联盟本着"分享经验、传递理念、持续改进"的宗旨，坚持以现代医院质量持续改进先进理念及管理工具的普及为己任，为我国卫生行政管理部门、医院管理者和广大医务人员共同参与的品管圈提供学习平台、交流平台、推广平台；致力于宣传并严格遵守医院质量管理相关法律、法规，贯彻落实相关工作方针；开展品管圈适宜性应用的探讨、研究、培训、推广活动；编辑出版与品管圈相关的书籍及信息交流资料；采取多种方式，让广大医务工作者更多地了解并参与品管圈活动；评选、表彰和奖励优秀的品管圈活动者、管理者及医疗卫生机构；促进开展品管圈活动的医疗机构之间的联系与协作；加强与开展国际及港澳台地区相关医疗机构品管圈活动的友好合作与交流；承办卫生行政部门委托的其他有关品管圈活动的各项工作任务等各项医院质量管理工作。

截至 2022 年，中国医院品质管理联盟共举办十届全国医院品管圈大赛，是现在临床护理推行使用较广的一种质量管理手段。空军军医大学第二附属医院于 2015 年开始组织开展品管圈工作，连续 8 年荣获全国医院品管圈大赛一等奖；于 2018 年获国际医院品管圈大赛银奖，并受邀赴马来西亚参加 ISQua's 35th International Conference，积极学习质量管理新理念，应用科学的管理工具解决临床护理实际问题。

参考文献

[1]刘杰，邓剑平，武云利．现代神经外科基础与临床[M]．长春：吉林科学技术出版社，2012.

[2]王忠诚，张玉琪．王忠诚神经外科学[M]．武汉：湖北科学技术出版社，2015.

[3]周良辅．现代神经外科学[M]．2版．上海：复旦大学出版社，2015.

[4]高润霖．中华医学百科全书：心血管病学[M]．北京：中国协和医科大学出版社，2017(11)：45.

[5]宋安．脑淤血后遗症的饮食和康复[J]．中国老年，2017.

[6]贾建平，陈生弟．神经病学[M]．8版．北京：人民卫生出版社，2018.

[7]郎红娟，侯芳．神经外科专科护士实用手册[M]．北京：化学工业出版社，2016.

[8]焦保华，赵宗茂．美国重型颅脑损伤诊疗指南解读[J]．4版．河北医科大学学报，2018，39(2)：125-128，145.

[9]赵玉沛，陈孝平．外科学[M]．3版．北京：人民卫生出版社，2015.

[10]吴孟超，吴在德，吴肇汉．外科学[M]．9版．北京：人民卫生出版社，2018.

[11]罗红伟，甘渭河，甘斌，等．颅内感染的研究进展[J]．神经疾病与精神卫生，2012，12(5)：533-536.

[12]翟瑞桥．实用影像诊断与临床应用[M]．长春：吉林科学技术出版社，2019.

[13]王建法．实用内科临床诊疗[M]．武汉：湖北科学技术出版社，2018.

[14]周琪琪．神经监测技术在临床手术中的应用[M]．北京：中国社会出版社，2005.

[15]孝平，汪建平．外科学[M]．8版．北京：人民卫生出版社，2013.

[16]卞广波，葛丽娟，刘芳．130例脑损伤高危儿早期干预前后肌张力的变化[J]．宁夏医科大学学报，2016，38(12)：1426-1428.

[17]倪彦君，雄鹰，朱林剑，等．上肢肌张力定量评估的临床研究[J]．中国疗养医学，2017，26(07)：673-676.

[18]仲荣洲，褚立希，王陶黎，等．改良Ashworth屈肘肌张力评估与肱二头肌B超测量值相关分析[J]．中国临床医学，2017，24(03)：387-390.

[19]Marsico P，Frontzekweps V，Balzer J，et al．Hypertonia Assessment Tool[J]．Journal of Child Neurology，2016，32(1)：132-138.

[20]康贝贝，吕智海，徐磊，等．肌张力增高评估工具的实施与临床应用[J]．中华实用儿科临床杂志，2015，30(14)：1117-1118.

[21]朵拉，双梅．肌电图检查在神经根型颈椎病诊治中的应用[J]．医学信息，2022，35(04)：57-59，64.

［22］陈昂．肌电图联合颈椎 MRI 检查在神经根型颈椎病诊断中的应用［J］．现代电生理学杂志，2020，27(03)：136-138.

［23］欧阳燕芬，凌灵，朱文杰．神经肌电图检查的优质护理应用研究［J］．医学食疗与健康，2020，18(09)：130，132.

［24］朱海滨，杨家庆．神经传导检测和肌电图检查在平山病中的诊断价值［J］．临床合理用药杂志，2020，13(09)：167-168.

［25］姜琳飞，王旭光，丁艳，等．手持测压器在连续动态气囊压力监测中的应用［J］．护理研究，2017，31(2)：245-247.

［26］汪明灯，黄建安，姜东辉，等．持续监测自动控制气囊压力预防呼吸机相关性肺炎的研究［J］．中华急诊医学杂志，2015，24(11)：1271-1274.

［27］景阅雯，李建华，李婷，等．超声监测下呼吸肌训练对 AECOPD 机械通气患者膈肌功能与撤机的影响［J］．护理实践与研究，2020，17(1)：1-3.

［28］中国医师协会急诊医师分会，中国医师协会急诊医师分会循环与血流动力学学组，中华医学会急诊医学分会，等．中心静脉压急诊临床应用中国专家共识(2020)［J］．中国急救医学，2020，40(5)：369-376.